真面目な人ほど間違っている！
糖尿病の食事は
ここだけ変えれば
簡単に
ヘモグロビンA_{1C}が
下がる

前慶應義塾大学特任教授
栗原クリニック東京・日本橋院長
栗原 毅

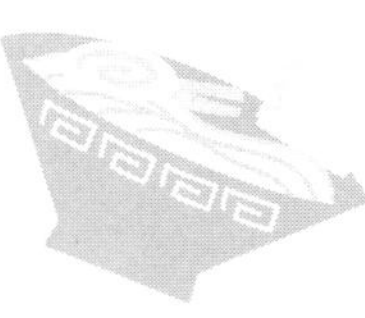

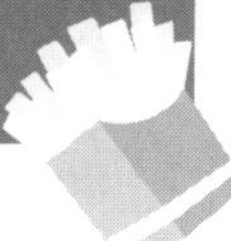

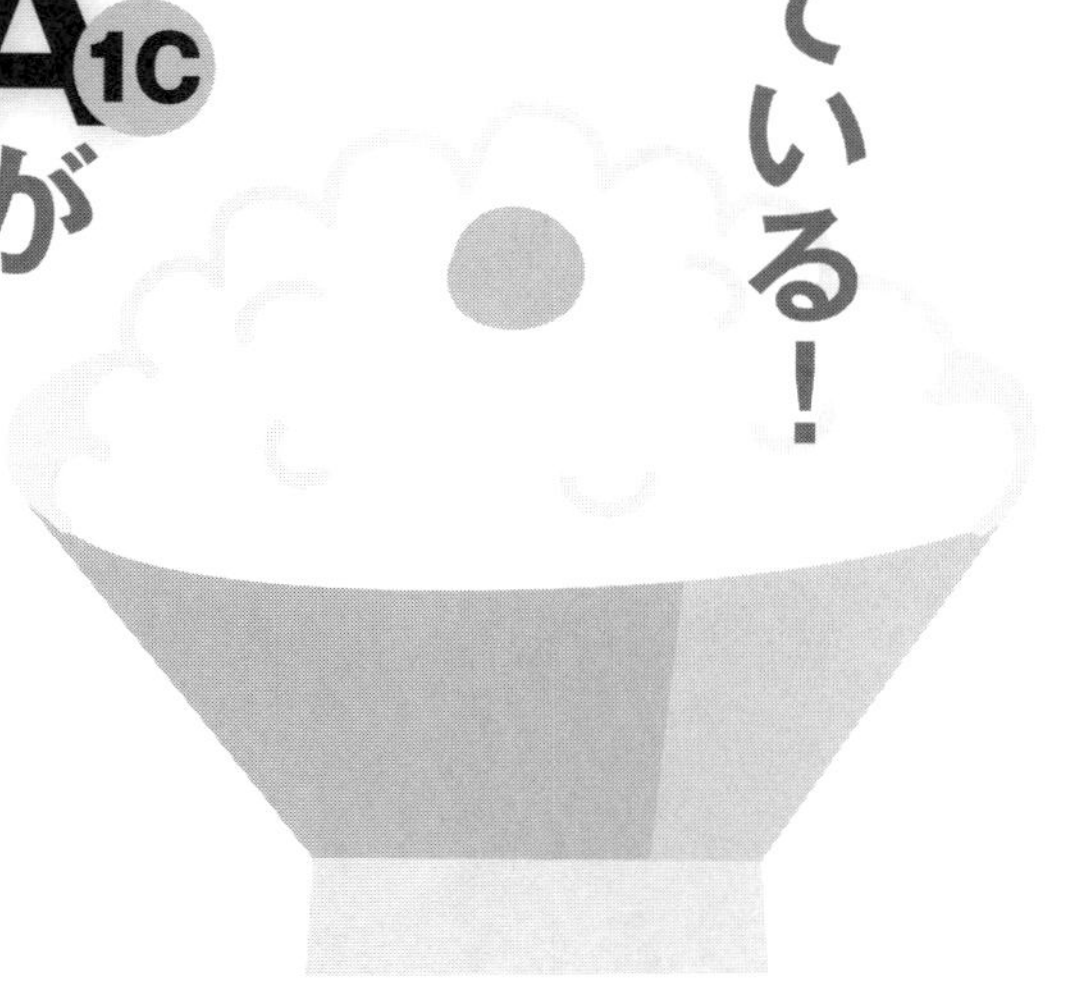

主婦の友社

糖尿病の食事はここだけ変えれば簡単にヘモグロビンA1cが下がる

目次

PART 4
ヘモグロビンA1cを下げる！　挫折しがちな〈宴会シーズン〉の必勝コツ「1週間プログラム」

PART 5

ちょっとした工夫で**〈ヘモグロビンA1c〉**をらくらく下げる生活術

PART 6

糖尿病の正しい知識が身につく**〈最新医学知識編〉**

プロローグ

真面目な人ほど食事療法の根本を間違え、深みにはまっている

真面目な人ほど陥りやすい、糖尿病食事療法の落とし穴

■カロリー摂取を気にしている人ほど、糖質の摂取量が多い

一般の人たち1000人に対する糖質摂取についてのアンケート調査で、「カロリー摂取を気にしている人ほど糖質の摂取量が多い」という、たいへん興味深い結果が出ています。

これは、2015年に私が監修してサッポロビール株式会社が行った「食習慣と糖に関する実態調査」によるもので、全国の20〜60代の男女1000人を対象にしています。

その結果でとくに注目すべきは次の3点です。

①1日の糖質摂取量の基準値（私が推奨している、男性250g／女性200g）に対し、実際に食事で摂取している糖質の総量の平均は、男性309g（角砂糖約15個分が過剰）、女性332g（角砂糖約33個分が過剰）と過剰に摂取している傾向がみられました。

②基準値を超えて、糖質を摂取している人の割合は全体で73・5％で、男性62・4％に対し女性は84・7％と、女性のほうが過糖傾向でした。

③カロリー摂取量を意識している人ほど、糖質のとりすぎ傾向がみられました。全回答者のなか

一日の食生活で摂取している糖質量

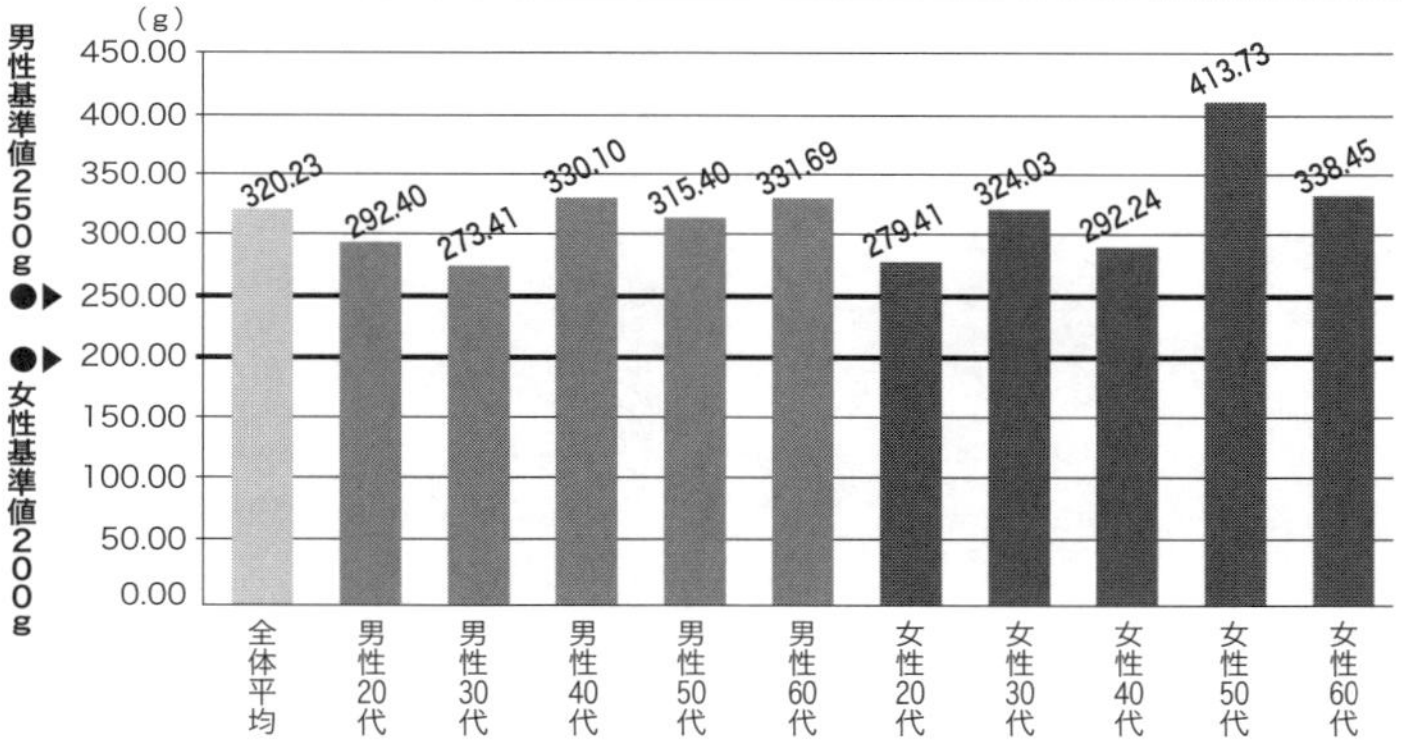

男女ともに基準値を超える糖質を摂取している。とくに女性の摂取量の多いのが目立ち、中でも50代では角砂糖にして53個分も過剰にとっていることになる。

【基準値以上の糖質をとっている人の割合と、「カロリーのとりすぎに注意している」と答えた人のうち基準値以上の糖質をとっている人の割合】

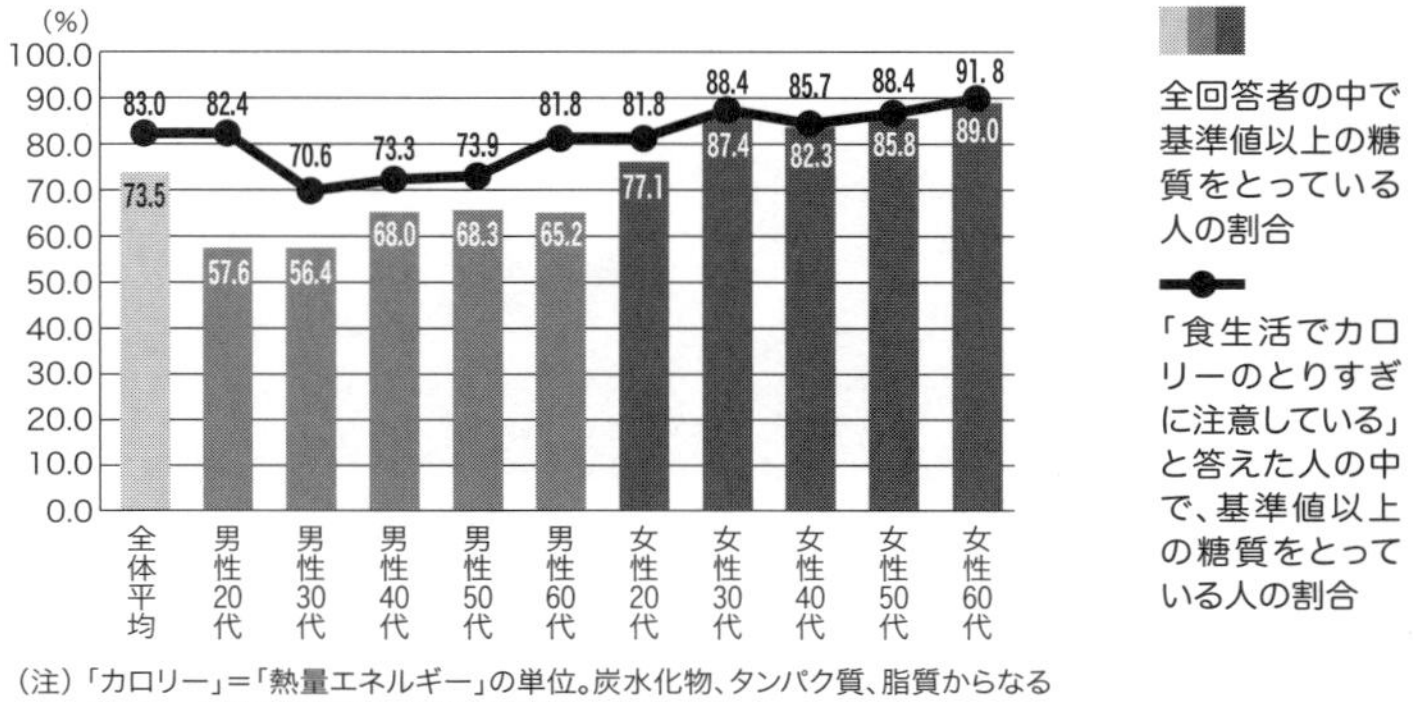

(注)「カロリー」=「熱量エネルギー」の単位。炭水化物、タンパク質、脂質からなる
「糖質」=炭水化物から食物繊維を抜いたもの

カロリーのとりすぎに注意し気をつけている人のほうが、なぜか糖質の摂取量が多くなっている。糖尿病や肥満の予防・改善には糖質制限のほうがより大切なことが、まだ理解されていないためと思われる。

〈サッポロビール調べ〉

で基準値を超えて糖質を摂取している人の割合は73・5%。それに対し「カロリーのとりすぎに注意している」と回答した人のうち基準値を超えて糖質を摂取している人の割合は83・0%と高かったのです。

とくに気になるのは③です。糖尿病の患者さんをみていてもまったく同じで、医師や栄養士の指導を受け、「カロリー制限」について勉強をして食事療法を行っているにもかかわらず、効果がなかなか上がらないのです。

「カロリー制限」よりも「糖質制限」のほうが大事

効果が上がらないのは、糖尿病患者さんだけでなく、肥満に悩む人たちでも同じです。

なぜかというと、実はカロリーに関する知識があり注意していても、糖質のとり方が重要であることに気づかず、ついつい失敗していることが多いのです。「カロリー」よりも「糖質」の制限が重要であるということが理解されていないのです。

たとえば、カロリー制限をするために主食を減らして野菜をとるのがいいと、ごはんを減らして、かわりにポテトサラダを食べているのです。

じゃがいもは糖質のでんぷんが多いから、ごはんを食べるのと同じことになってしまいます。人気のはるさめにしても、でんぷんで作られています。

ダイエットのために、和菓子と洋菓子ではどちらがいいかといわれたとき、カロリーを気にしてその知識を持っている人は和菓子を選びます。たしかに、洋菓子はバターやクリームなどの脂質が多いのでカロリーは高くなります。

しかし脂質は糖の吸収を妨げて遅らせますし、脂肪そのものも分解され吸収されるのに時間がかかりますから、食べたあと血糖値が上昇するのがおそくなります。

糖尿病あるいは肥満の予防や改善にとって、問題になるのは食後の血糖値の急上昇であり、それに伴うインスリンの過剰分泌なのです。

これを引き起こすのは「カロリー」ではなく「糖質」なのです。もちろん、基本的には「カロリー制限」は重要なのですが、それを行うには、まず「糖質ちょいオフ」を実行することが肝心なのです。それによって、自然に「カロリー制限」もできていくのです。

最近は欧米諸国でも「カロリー」よりも「糖質」を制限することが重視され、指導されていて、治療成績も上がっています。

このような誤解や知識不足があるので、せっかくカロリーについて真面目に勉強し、努力して取り組んでいる人が、治療効果を上げられずにいるのです。

この本では、そのことについて正しい知識を持っていただき、それをじょうずに利用するにはどうしたらいいかを、できるだけ具体的にお話ししていきたいと思っています。

糖尿病はけっして治らない病気ではありません

「糖尿病になったら治ることはない」「糖尿病は不治の病である」といわれます。私はけっしてそのようなことはない、糖尿病は治る病気であると患者さんに説明しています。

私のクリニックに来院する患者さんのなかには、インスリン注射が必要な人が何人もいましたが、食事療法と運動療法をきちっと行うことで、ほとんどの人はインスリンが不要になっています。薬を服用していた人たちも、薬の量を減らすことができていますし、薬が不要になった人も少なくありません。たとえ糖尿病になっても、血糖値が下がってヘモグロビンＡ１ｃの値が低く安定した状態がつづけば、恐ろしい合併症の心配もなくなるのです。健康な人と同じように元気で長生きできるのです。

そのためには、食事療法と運動療法は欠かせません。といって、それをあまり厳しく実行しようとすると、糖尿病の大敵であるストレスがたまってしまいます。そうしたストレスを減らすために〈糖質ちょいオフ〉をおすすめするのです。ときにはおいしいごちそうを食べて、心身をリラックスさせることも大切。もしそれで血糖が上がったときは、それを修復していけばいいのです。「もう治らない」と希望を失ったり、「厳しい食事療法で食べたいものも食べられなくなる」とがっかりするのは、よくありません。希望をもって楽しみながら人生を送ることが、糖尿病をコントロールするためにもいいと、私は考えています。

PART 1

ヘモグロビンA1cを下げる 糖尿病の食事療法の正解は 〈糖質ちょいオフ〉

「カロリー制限」よりも「糖質のとり方」のほうが大事

■食後の血糖値の上昇を低くする

高血糖の状態が持続するのは、食後に上昇した血糖値が、急には下がることができず、なだらかな下降線をたどっていくからです。急に下げることができないのであれば、血糖値がいちばん高くなる食後の時間に、できるだけ血糖の上昇を抑えて、上がり方を低くすることができればいいのです。食後の血糖の上がり方が低ければ、次の食事のときまでに血糖値は完全に下がっていますし、ゆるやかに下降している間も、比較的低い値がつづくのです。

食後の血糖値を引き上げるのは〈糖質〉です。糖質は分解されてブドウ糖になり、すみやかに吸収されて血液に入り、たちまち血糖を上昇させます。これに対して、タンパク質や脂質は、肝臓で分解されブドウ糖につくり替えることが必要ですから、血糖を上昇させるまでに時間がかかります。さらに、野菜や海藻、きのこなどは糖質がほとんどなく、糖質の吸収をゆっくりさせる食物繊維が多く含まれています。

このように、血糖を上昇させる主役は〈糖質〉です。糖尿病の治療や改善には、「カロリー制限」

ではなく〈糖質〉をなんとかすることが先決なのです。

糖質をとりすぎている人が意外なほど多い

最初に紹介した、サッポロビールとの共同調査の結果（9ページ）を、もう一度ごらんください。私は、1日の糖質の摂取量を男性は250g、女性は200gに抑える必要があると考えていますが、グラフでわかるように、いずれの年代も基準値を上回っています。全体の平均摂取量が320gに上りますが、これは角砂糖に換算すると約80個分に相当する量となります。多くの人が知らず知らずのうちに、過剰に糖質を摂取しているのです。特に50代女性では400gを超えていて（角砂糖約104個）、これはこの年代層の「糖質を中心とした間食が多い」生活習慣が一因と考えられます。

共同調査のとき、簡単なテストをしました。みなさんもやってみてください。次のうち、糖質が多く、血糖を上げやすいものはどちらでしょうか。

- はるさめサラダ　VS　シーザーサラダ
- せんべい　VS　ロールケーキ
- オレンジジュース　VS　コーラ

はるさめはたしかに低エネルギーですが、その原料はでんぷんであり、ごはんやパンよりも圧倒的に糖質量が多い食品です。同様に、せんべいは米が原料なのでロールケーキよりも糖質が多いのです。また、ロールケーキは脂質を含むため、糖質の吸収速度がゆっくりになります。最後のオレンジジュースも健康によさそうですが、実は、果物の果糖は最も吸収されやすく、血糖コントロールの大敵なのです。

つまり、糖質が多く、血糖を上げやすいのは、すべて前者のほうです。テストの結果は、大多数が不正解でした。低カロリーを意識している人ほど間違った認識で、糖質をとりすぎているのでした。

〈糖質ちょいオフ〉のすすめ

先ほどの調査のように、現実の糖質の摂取量は基準をかなりオーバーしています。これを改善するために、私がおすすめするのが「糖質ちょいオフ」です。

ちょっとオフするものは糖質量の多い食品。すなわち主食のごはんやめん類、パン、いも類、果物、甘い飲み物、菓子、砂糖やみりんなどの甘い甘味料です。

食べていけないものはありません。糖質を完全に制限するのではなく、「食べすぎをカットする」と考え、そういった食品の摂取量を現状より10～15％減らすことから食事を変えていきましょう。

食事療法の基本は「適正エネルギー」と「栄養バランス」

■食べてはいけない食品はない

糖尿病の食事療法を行う際に、食べてはいけない食品はありません。「糖尿病は糖分のとりすぎが原因だから、甘いものは絶対に食べてはいけない」「太りすぎが原因で糖尿病になるのだから、肉や脂っこいものを避ければいい」などと考える人がいますが、これは正しくありません。

糖尿病の食事療法の基本となるのは次の3点です。

①1日の適正なエネルギー摂取量を守る
②栄養バランスのよい食事をとる
③毎日つづける

■糖質5、タンパク質3、脂質2の割合で

つまり、エネルギー摂取は必要最小限（適正エネルギー）にして、そのなかで栄養バランス

をとることが大切なのです。従来から1日の総エネルギー量を、3大栄養素に配分して糖質6、タンパク質2、脂質2の割合で、朝昼晩の3食に分けて食べる、これが糖尿病の〈食事療法〉の基本でした。左ページ上のグラフに示した、糖質5、タンパク質3、脂質2という割合は私の考えで、一般にいわれているよりも、糖質を少し控えめに、その分、タンパク質からとる比率を高めています。「糖質ちょいオフ」の考え方です。

このほか、3大栄養素の働きを助けるビタミンやミネラルも大切で、これを十分とるために、低カロリーでビタミンやミネラルが多く、そのうえ食物繊維も豊富な野菜や海藻、きのこなどを、大いにとり入れるようにと指導されます。

それぞれの人の適正エネルギー量を算出する

適正エネルギー量は人それぞれで違ってきます。年をとれば基礎代謝も下がってくるし、活動量も減ってきます。体重の重い人は、体を動かすエネルギーがたくさん必要です。これを決めるには、年齢、標準体重、活動量＝運動強度（職種や運動習慣などから算出）などをもとにして、主治医の指導で算出します。（左ページ参照）

これらをふまえたうえで、私がおすすめする〈糖質ちょいオフ〉を、具体的にどのように進めていったらよいかを、お話ししていきましょう。

3大栄養素のバランスをとるにはエネルギー比率で

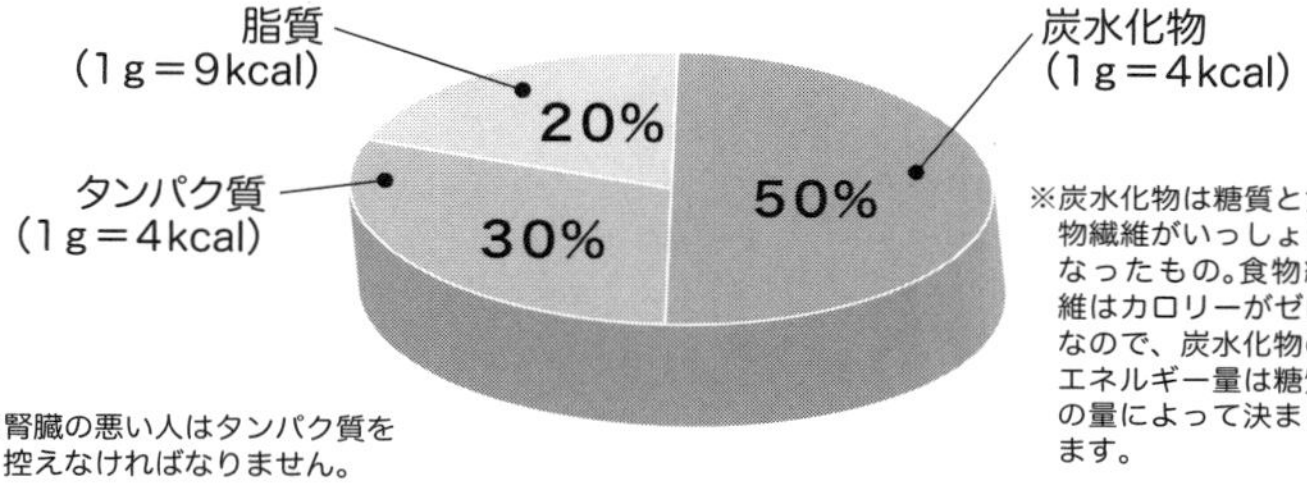

※炭水化物は糖質と食物繊維がいっしょになったもの。食物繊維はカロリーがゼロなので、炭水化物のエネルギー量は糖質の量によって決まります。

※腎臓の悪い人はタンパク質を控えなければなりません。

適正エネルギー量の算出法

1 標準体重を計算する

標準体重(kg) = 身長(m)×身長(m)×22

2 適正エネルギーを計算する

適正エネルギー(kcal) = 標準体重(kg) × 体重1kgあたりの必要エネルギー(kcal)

3 運動強度別の体重1kgあたりの必要エネルギー

軽い	主に室内で生活している(主婦や事務職など)	**25kcal**
普通	ある程度体を使う仕事(セールスマン、販売員など)	**30kcal**
重い	重労働をしている(肉体労働者、運動選手など)	**40kcal**

4 計算例=身長172㎝のセールスマンの場合

1.72×1.72×22=65 → 標準体重65kg

65×30=1950 → **適正エネルギー1950kcal**

〈食べる順番〉を変えるだけで〈糖質オフ〉ができる

■〈野菜→おかず→スープ・味噌汁→ごはん〉の順番で食べる

余分な糖質の吸収を防ぐには、糖質をとりすぎないことが第一ですが、それに加えて、血糖値を上げない食べ方をすればさらに効果的です。

糖質を多くとると、食後に血糖値が急上昇し、膵臓からインスリンが大量に分泌されて、糖質は脂肪となって蓄積されます。このようにインスリンは血糖を下げるだけではなく、脂肪の蓄えをふやすので、〈肥満ホルモン〉ともいわれます。

また、血糖値を急激に上げたり下げたりするような食事を繰り返していると、膵臓に負担がかかり、やがてインスリンの分泌が悪くなってきます。

これを防ぐには「食べる順番」が大事で、血糖値が上がりにくい食品から先にとるのです。

食事をとるときには、「野菜・海藻・きのこ」→「肉・魚・卵・大豆製品」→「スープ・味噌汁」→「ごはん・めん類・パン」の順番で食べましょう。最近、「ベジ・ファースト」という言葉をよく耳にしますが、文字通り野菜から食べるわけで、血糖値の高い人が実践すべき食事法といえるでしょう。

つまり、最初に食べるのは食物繊維が豊富な野菜や海藻、きのこなどの副菜です。食物繊維には糖の吸収を遅らせる働きがあり、あとから入ってきた糖質の吸収がさらにゆっくりになります。副菜の次には肉や魚、大豆製品などの主菜を食べて、タンパク質をしっかりとります。糖質は少ないので、血糖値はほとんど上がりません。

主食のごはんなどはまだです。ごはんやめん類、パンなどの糖質を多く含む食品は要注意。主食に箸をつける前に、スープや味噌汁などの汁物を飲んでください。こうして水分でおなかを満たしてから、最後にごはんやめん類を食べると、量を控えることができます。

食事の最後にもう一度〈生野菜〉を

さらに、糖尿病とは負のスパイラルを生じてしまう歯周病予防のため、糖質の多い主食のあとに生野菜を食べるとベストです。食物繊維や水分の多い生野菜（レタス、セロリ、にんじんなど）は「直接清掃性食品」と呼ばれ、噛むことによって歯や歯ぐきの汚れを落としたり、唾液の分泌を促して、口のなかを浄化してくれます。

サラダなどは、血糖値の急上昇を防ぐために最初に半分、歯周病予防のために最後に半分食べるといった工夫をしてみてください。

食品を選ぶときは〈オサカナスキヤネ〉をキーワードに

多種類の食品をとって栄養バランスをよくする

糖尿病の食事療法では〈栄養バランス〉をとることが大事です。そのためにはどうしたらいいのでしょうか。理想的には1日に20種類とか30種類の食品をとるといいといわれますが、現実にはなかなか困難です。

そこで、私がおすすめするのは、栄養バランスがよくて血糖値を上げにくく、なおかつ脂肪もためにくい、さらにいろいろなすぐれた作用を持っている食品を、1日8種類食べることです。その食品を選ぶキーワードは「オサカナスキヤネ」。これは語呂《ごろ》あわせで、おすすめの食品の頭文字です。

この8種類の食品を1日のうちのどこかで食べるようにすれば、かなり多種類の食品をとることができるし、栄養バランスもよくなります。あれを食べてはいけない、これは気をつけたほうがいい、などと食品選びをしているとストレスになり、糖尿病には好ましくありません。

食事というのは、作るにしても食べるにしても、楽しむことが大切、食事療法ではなおさらその心がけが効果を高めます。

オサカナスキヤネの食品と、その効用

オ＝お茶……渋み成分のカテキンには血糖を下げる作用。抗菌作用で糖尿病の大敵、歯周病を予防してくれる。とくに緑茶がよい。

サ＝魚……多く含まれるn-3系の脂肪酸は、燃焼しやすく肥満を防ぐ。

カ＝海藻……糖の吸収を遅らせる食物繊維が豊富。低カロリーでミネラル類が豊富。

ナ＝納豆……含まれるナットウキナーゼには、血液サラサラ・血栓予防の作用があり、糖尿病の合併症の腎症、網膜症、動脈硬化を予防する。

ス＝酢……酸味のもとであるクエン酸は、ブドウ糖の燃焼を促進して、肥満を防ぐ。

キ＝きのこ……血糖値を下げる作用のほか、血圧を下げ、悪玉コレステロールを排除して動脈硬化を予防。免疫力を高め歯周病の予防にも役立つ。食物繊維も豊富。

ヤ＝野菜……食物繊維、ビタミン、ミネラルが豊富。抗酸化作用などを持ったファイトケミカルもいっぱい。しかも低カロリー、たくさん食べれば満腹感も。

ネ＝ねぎ類……長ねぎ、玉ねぎ、にんにくなど。アリシンがビタミンB_1の働きを促進させブドウ糖を燃焼させる。動脈硬化を防ぐ作用も多彩。

血糖値を上昇させる速度がわかる食品別GI値

■GI値の低い食品を選べば血糖値の上昇を防ぐことができる

グリセミック・インデックス値（GI値）とは、1980年代はじめに欧米やオーストラリアで研究され、糖尿病の患者さんの食事療法などに利用された指標で、食品を食べたときの、血糖の上昇率を示したものです。上昇率の最も高いブドウ糖水溶液を100として、それぞれの食品の上昇率を数値として表しています。

食後の血糖値の急上昇は糖尿病の重要な原因になります。血糖値の急上昇によって、膵臓はインスリンの急速な大量生産を強《し》いられ、その結果、膵臓は疲れ果ててインスリンの製造能力が低下してしまうからです。また、大量に生産されたインスリンは肥満を招き、それがインスリンの抵抗性を高め、糖尿病の一因となります。ですから、糖尿病を予防・改善するには、GI値の低い食品を選ぶようにするといいのです。そして、食べる順番も、はじめはGI値の低いものからにして、高いものはあとから食べるようにすると、血糖値の急上昇を防ぐことできます。左の表を参考にして、血糖の上がりにくい食品を選ぶようにしましょう。

食べたいものの数値がひと目でわかるGI値早見表

※表は、左から食品名、GI値、カロリーの順で、GI値、カロリーは100gあたりの量です

●米・パン・麺類

	GI値	カロリー
精白米	84	168
玄米	**56**	165
もち	85	235
食パン	91	264
フランスパン	93	279
クロワッサン	68	448
菓子パン類(あんぱん)	95	280
うどん	80	270
そば	**59**	274
そうめん	68	356
中華麺	61	281
スパゲティ	65	378
はるさめ	**32**	342

●野菜・果物類

じゃがいも	90	76
にんじん	80	37
玉ねぎ	**30**	37
なす	**25**	22
トマト	**30**	19
レタス	**23**	12
きゅうり	**23**	14
ほうれんそう	**15**	20
もやし	**22**	15
大根	**26**	18
ピーマン	**26**	30
パプリカ	**26**	30
すいか	**60**	37
バナナ	**55**	301
りんご	**36**	54

●肉類

	GI値	カロリー
牛肉(もも)	**46**	209
牛肉(サーロイン)	**45**	334
牛肉(タン)	**45**	269
牛豚合いびき肉	**46**	222
豚肉(もも)	**45**	183
豚肉(ロース)	**45**	263
鶏肉(もも)	**45**	200
鶏肉(胸)	**45**	191
ベーコン	**49**	405
ロースハム	**46**	196
ソーセージ	**46**	312

●魚介類

あじ	**40**	121
いわし	**40**	217
かつお	**40**	114
さば	**40**	202
さんま	**40**	310
ぶり	**40**	257
まぐろ	**40**	125
いか	**40**	88
あさり	**40**	30
ブラックタイガー	**40**	82
いくら	**45**	272

砂糖が含まれているものはもちろん、血糖値を上げやすい炭水化物はＧＩ値が高い傾向にあります。血糖値が高めの人は60以下のもの(表で太い数字)を選んだり、食べる量に気をつけたりしましょう

〈食物繊維〉はヘモグロビンA1cを下げる重要な武器になる

■食物繊維が持っているこれだけ多い効用

食物繊維とは、人間の消化酵素では消化できない成分のことをいいます。消化されませんから、吸収されることもなく、栄養としては役に立たない成分です。

食べても消化管の中を通過するだけで、便に排泄されてしまいますから、ノンカロリーで、かつては無用の長物と考えられていました。

ところが、いまから40～50年ほど前から研究がすすめられ、役立たずと考えられていた食物繊維が、私たちの健康にとってとても有益な働きをしていることが、次々と明らかにされたのです。

①腸内細菌のうち善玉菌をふやして、悪玉菌がつくる発がん物質などの有害物質の産生を減らし、がんや生活習慣病を予防する。

②余分なコレステロールや糖質、塩などの吸収を妨げて、脂質異常症（高脂血症）、糖尿病、高血圧を予防・改善し、動脈硬化の進行を抑える。

③免疫力を高め感染症にかかりにくくするとともに、免疫異常から起こるアレルギー疾患も防ぐ。
④便の量をふやして便通をととのえ、便秘がもたらすさまざまな害を取り除く。
⑤食物繊維の多い食品をよく噛むことによって歯ぐきを丈夫にし、口の中を清潔にして、虫歯や歯周病を予防する。

このほかにもさまざまな効用が明らかにされ、糖質、タンパク質、脂質、ビタミン、ミネラルに次ぐ、第6の栄養素といわれるようになりました。

血糖値の急上昇を防ぐ食物繊維のとり方とは

糖尿病の予防や改善には、食後の血糖値の急上昇を防ぐことが大切ですが、このときに食物繊維はとても役立つ武器となります。

食事をとるときには、はじめに食物繊維の多い野菜や海藻、きのこなどを食べるといいとお話ししましたが、食物繊維にはほとんどカロリーがないので、食べても血糖値は上がりません。

食物繊維は消化管のなかをゆっくり進んでいくので、そこに糖質食品を食べても、食物繊維（とくに水に溶ける水溶性食物繊維）は糖質を包み込んで、消化吸収を遅らせてくれます。

血糖値は上昇を始めますが、その速度はゆっくりで、急上昇することはありません。インスリンも徐々に分泌されますから、過剰になって肥満を招くようなことはありません。

また、食物繊維の多い食品を先にとっておくと、それで胃がふくらみますし、移動もゆっくりなため満足感が得られ、それが長つづきするので、無理なく食べすぎを防ぐことができます。

〈食物繊維〉は腸を元気にして糖尿病になりにくい体をつくる

食物繊維は糖質とともに脂質の吸収を抑えますから、肥満の防止につながり、コレステロールが高くなるのを防いで、動脈硬化の進行を抑えます。塩の吸収も少なくなって高血圧が予防されます。便秘を改善して腸内に善玉菌をふやし、免疫力を高めて病気になりにくい体がつくられます。こうして、糖尿病とともにその合併症の発生進行も防いでくれます。

食物繊維の多い食品をよく噛んで食べれば、唾液の分泌が高まって、食物繊維とともに口のなかを清潔にします。歯ぐきも健康になって歯周病になりにくくなります。

128ページでお話しするように、歯周病と糖尿病は、お互いを発病させ悪化させる原因になり、悪循環を引き起こします。食物繊維をたくさんとって腸を健康にすれば、その悪循環を断ち切ることができるのです。

食物繊維早見表

食物繊維を多く含む食品は、主食、豆類、野菜、きのこ、海藻の５つに分類することができます。１日の食物繊維の摂取量の目安は20ｇ。身近な食材100ｇ中に含まれる食物繊維の量は以下のとおり。日々の食事の参考にしてみてください。

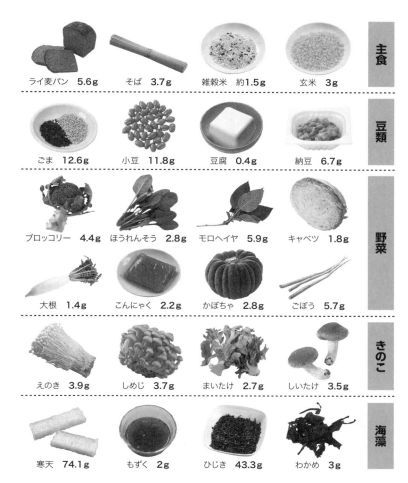

主食

ライ麦パン　**5.6g**

そば　**3.7g**

雑穀米　**約1.5g**

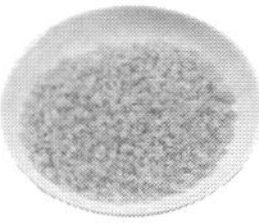
玄米　**3g**

豆類

ごま　**12.6g**

小豆　**11.8g**

豆腐　**0.4g**

納豆　**6.7g**

野菜

ブロッコリー　**4.4g**

ほうれんそう　**2.8g**

モロヘイヤ　**5.9g**

キャベツ　**1.8g**

大根　**1.4g**

こんにゃく　**2.2g**

かぼちゃ　**2.8g**

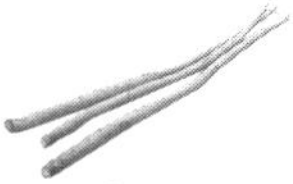
ごぼう　**5.7g**

きのこ

えのき　**3.9g**

しめじ　**3.7g**

まいたけ　**2.7g**

しいたけ　**3.5g**

海藻

寒天　**74.1g**

もずく　**2g**

ひじき　**43.3g**

わかめ　**3g**

「脂質」のとり方もインスリンの働きに大きく影響する

■おすすめはオリーブ油、魚の油、えごま油、しそ油など

私たちが日ごろとっているあぶら（脂肪）は、含まれている脂肪酸の種類によって、まず〈飽和脂肪酸〉と〈不飽和脂肪酸〉に大別されます。

そして、不飽和脂肪酸は〈一価不飽和脂肪酸〉と〈多価不飽和脂肪酸〉に、さらに多価不飽和脂肪酸は〈n－3系〉と〈n－6系〉に分類されます。

①飽和脂肪酸

牛肉や豚肉に多く含まれていて、とりすぎると動脈硬化を進める重要な原因となります。糖尿病の場合も、とりすぎはカロリーが過剰になるし、動脈硬化を促進して合併症を悪化させます。しかし、適量をとっている分には問題ありません。

②一価不飽和脂肪酸

オレイン酸ともいわれ、オリーブ油に多く含まれています。心臓病予防に効果のある油として話題になりました。カロリーが過剰にならない範囲でとる分には、いい油です。

③n-3系多価不飽和脂肪酸

魚、とくに青魚に多く含まれる油で、動脈硬化や血栓の予防に効果があるほか、脳の働きを高め認知症予防の作用もあるといわれます。

魚の油以外では、えごま油、亜麻仁油、しそ油などに多く含まれます。

細胞内で優先的に燃焼してエネルギーとして利用されるので、脂肪細胞や内臓脂肪になりにくく、肥満やメタボを予防する油といえます。

ほかに炎症を抑える働きもあり、悪い作用もほとんどないので、糖尿病の人にもすすめられる油です。

④n-6系多価不飽和脂肪酸

かつてコレステロールを減らして動脈硬化の予防に効果があると推奨されたリノール酸もこの一種です。

大豆油、コーン油、ごま油、マーガリンなどに多く含まれていて、サラダ油として市販されているものの多くがこれです。

この油は脂肪細胞にとり込まれやすいので、肥満の原因になり、インスリンの抵抗性を高めます。糖尿病の人にはあまりおすすめできません。

さらに、このn-6系の脂肪酸はアレルギーを引き起こすホルモン様物質に変化して、花粉症やぜんそく、アトピーなどのアレルギー病の原因になるともいわれています。

糖の代謝に不可欠の「ビタミンB_1」はヘモグロビンA1cの低下を助ける

■豚肉、大豆、レバーに、玉ねぎ、梅干しの組み合わせを

日本糖尿病学会が発行している『糖尿病治療ガイド』の食事療法の項では、「指示されたエネルギー量内で、適量のビタミン、ミネラルを摂取できるように……」と、ビタミンについてはこまかい指示はありません。

栄養バランスのとれた食事をしていれば、ビタミンやミネラルは過不足なくとることができるからでしょう。

ただし、その中でビタミンB_1は糖尿病とは深くかかわっているので、不足にならないようにしたいものです。ビタミンB_1の働きとして重要なのは、ブドウ糖が燃えてエネルギーとして使われるときにそれを円滑にします。

ビタミンB_1が不足するとエネルギーが十分に得られなくなるため、全身がだるいとか疲れやすいといった症状があらわれます。

しかも、脳はエネルギーとしてブドウ糖だけしか利用できませんから、脳神経の働きがそこな

われて思考能力が低下したりイライラしたりします。

そのほか、ビタミンB_1は神経伝達物質の産生にも関係しているので、神経の働きがそこなわれ、手足がしびれたり、筋肉の収縮にも支障が起こり、心臓の拍動が乱れることなども起こります。

糖尿病とのかかわりでいえば、血液中のブドウ糖を十分に燃焼させて消費することができなくなるため、血糖値が高くなってしまいます。そして糖尿病を発病させたり、悪化させる原因となるのです。

そこで、糖尿病ないしは糖尿病予備軍とされる人たちは、ビタミンB_1が不足しないように注意することが大事です。

糖尿病になりやすい人は、一般に太っていて、甘いものが好きで、そのうえ糖質をたくさんとる傾向がみられます。糖質をたくさんとっていれば、それを燃やして処理するためにビタミンB_1をたくさん消費します。不足しないまでも、ぎりぎりの状態になることが考えられます。

不足することのないように、ビタミンB_1を多く含む豚肉、玄米、胚芽精米、大豆、うなぎ、レバーなどを、食事にとり入れるようにしたいものです。

なお、ビタミンB_1とともに、ブドウ糖の燃焼を助ける成分としては、アリシンとクエン酸があります。アリシンはにんにく、玉ねぎ、にら、長ねぎなどに、クエン酸は酢や柑橘類、梅干しなどに多く含まれますから、これらの食品を合わせて料理するといいでしょう。

インスリンの分泌や働きに欠かせないミネラル、〈亜鉛〉と〈クロム〉を忘れずに

■亜鉛はインスリンの材料になり、クロムはその働きを活性化する

ミネラルのひとつ〈亜鉛〉は、インスリンの構成成分ですから、糖尿病の人にとっては欠かせない栄養です。また、細胞を新たにつくったり修復するのに重要な働きをしていますから、糖尿病で疲れきっている膵臓を回復させ、インスリンの分泌を促進するために、不足しないようにとりたいものです。

ふつうに食生活をしていれば不足することはありませんが、糖尿病ないしその予備軍の人たちは、とくに気をつけて摂取するようにしたいものです。亜鉛が多く含まれる食品としては、カキ(牡蠣)、レバー、肉類、チーズ、うなぎ、抹茶などがあります。

金属ミネラルの〈クロム〉も大切です。インスリンが筋肉や組織にとり込まれるとき、細胞の表面にあるレセプターと結びついて入っていくのですが、それを助ける働きをしているのがクロムなのです。クロムは海藻類、玄米、胚芽精米、ナッツ、青魚、貝類などに多く含まれるので、積極的に食事にとり入れるようにしましょう。

PART 2
失敗しない
〈糖質ちょいオフ〉
基本の「き」は**【おにぎらず】**

食物繊維が多い食材をはさむ大流行の【おにぎらず】は、食べるほどヘモグロビンA1cが下がる最良の主食

■血糖値だけでなくダイエットにも効果的

【おにぎらず】はマンガ「クッキングパパ」（講談社刊）22巻で「超簡単おにぎり」として紹介されたレシピです。ごはんを握らないので「おにぎらず」と名づけられ、手が汚れず食べやすい、サンドイッチ感覚でいろいろな具をはさめるのが楽しいと大人気になりました。

【おにぎらず】は、野菜と焼きのりを一緒に食べるので、食物繊維をとるのに理想的な食事法です。さらに具だくさんにすれば、ごはんの量を減らしても満足感があり、「糖質制限」も楽にできますから、なかなか素晴らしいと感心しました。

血糖値が高いといわれている人や、すでに糖尿病と診断されている人、あるいはダイエットを心がけている人にとって、糖質を食事の中から減らす「糖質制限（糖質オフ）」がとても重要です。糖質オフといっても、糖質を完全に断つのではありません。たとえ、血糖値の改善を目ざす人でも、1回の食事では男性85g以下、女性65g以下に抑えたいもので、それを行うのにとてもよい食事法と感じたのです。

【おにぎらず】なら糖質減らしも楽々！

以前は、糖尿病の治療といえばカロリー理論が重視され、糖質だけでなく脂質やタンパク質まで制限する食事療法が指導されました。

しかし、実際に脂質やタンパク質を制限しても血糖値は下がりませんし、「あれもこれも食べてはいけない」というカロリー制限は続かない患者さんも多く、いまは糖質制限の食事療法が主流になっています。

とはいえ、食べ慣れてきたごはん、うどん、そば、パンなどの糖質を減らすのは、けっして楽ではないという声もよく耳にします。

そういう人には、主食を食べるときには、せめて糖質の吸収をゆるやかにし吸収率も抑える食物繊維を一緒に、たっぷり食べるよう指導してきました。その点で【おにぎらず】は、理想的なのです。

利点はそれだけではありません。【おにぎらず】は作り置きされることが多いですが、ごはんは冷めると糖質の一部であるでんぷんが難消化性でんぷんに変わり、消化・吸収率は半分程度になります。

つまり【おにぎらず】は、ごはんの量が少ない、食物繊維が多い、糖の吸収率が下がるという、糖質制限の作用が三重に働いている最良の血糖値下げ食事法といえるのです。

手を汚さず
すぐできる！

【おにぎらず】基本の作り方

【おにぎらず】とは…

ごはんvs.おにぎりvs.【おにぎらず】

糖質量を比較！

使用する白飯の量とその糖質量を比べてみると…

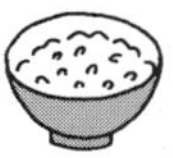

ごはん
（軽く茶わん1杯・150g）
55.2g

おにぎり
（中2個・240g）
89.0g

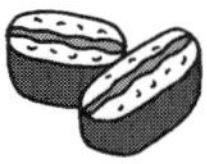

おにぎらず
（1食分・60g）
22.3g

おにぎらずの勝ち！

【おにぎらず】に使う冷めたごはんは、糖の吸収がされにくい

血糖値が安定！

温かいごはん
（でんぷん）
1g/4kcal

冷めたごはん
（難消化性でんぷん）
1g/2kcal

難消化性でんぷんとは、小腸で消化されにくく、腸内の掃除に役立つ食物繊維と似た働きをする成分。ごはんが冷めたときにふえる

焼きのりをたっぷり食べるからミネラルがとれる！

のりは海藻の一つ。昆布やわかめと同様に食物繊維をたっぷり含み、一緒に食べる食品から糖質が吸収されるのを抑える働きがあります。ですから食後血糖値が高い人にはとくにおすすめの食材です。また、のりには亜鉛やマグネシウム、鉄分といった血糖値下げのホルモン・インスリンを活性化するミネラルも豊富。

のここがすごい！

栄養士　ダンノマリコ

息子（6才）の“ママ友”の間でも【おにぎらず】は大流行。ごはんだけでなく、野菜と肉や魚などのタンパク質もバランスよく食べられるし、見た目も華やかで、どんな具をはさんでもおいしいからだと思います。自分や夫のメタボ予防に、子どもの成長に【おにぎらず】は大活躍しています。

糖質が制限できる以外にも魅力がいっぱい！！【おにぎらず】

サンドイッチ感覚だから生野菜も一緒に食べられる

「生の野菜はごはんのおかずには合わない」そう思っている人は多いはず。けれども【おにぎらず】なら生野菜はシャキシャキ歯ごたえや肉や魚と一緒にしたときさっぱりとした味わいをプラスします。生野菜は消化を助ける酵素もとれます。

夕食の残りのおかずが活用できる！

夕食のおかずが少しだけ残ると、もったいないからと食べてしまう。これも主婦の肥満原因の一つです。残ったおかずはすべて翌日の【おにぎらず】の具にしてしまえばＯＫ！　44ページで紹介するように、夕食の残りのおかずに冷蔵庫の常備食材を足せばボリュームが加わり、いろいろな味の組み合わせが楽しめます。

【おにぎらず】は1品だけでも栄養が偏らない

筋肉や骨、血液をつくるタンパク質は、私たちに欠かせない栄養素。筋肉は摂取した糖質をエネルギーとして燃やす働きがあるので、血糖値の安定だけでなくダイエットのためにも、タンパク質をしっかりとって、衰えを防ぎたいものです。

色がきれいで喜ばれる！

切り口から色とりどりの具が見える【おにぎらず】は、食卓を華やかに楽しくしてくれます。これからの季節、行楽弁当にぴったりですし、おもてなしメニューにしても喜ばれるはず。血糖値が高く糖質を控えている人も、そのわずらわしさを忘れて楽しめることでしょう。

作り置きできて便利！

冷めた状態でもおいしい【おにぎらず】は、作り置きメニューとして重宝します。置くと具どうしの味、のりとごはんがなじんで格別な味わいに。ただし、半日以上置く場合や夏場、生野菜を具にしている場合は必ず冷蔵庫で保存を。冷たい【おにぎらず】が苦手なら電子レンジで温めてもＯＫ。

作りやすいし、食べやすいのが魅力

おにぎりは、水と塩をつけてごはんを握るので、手が汚れてしまいます。けれども【おにぎらず】なら、塩にもごはんにもふれないので手が汚れません。茶わんや箸を使わずに食べられるので、作るときも食べるときも、洗い物をほとんど出しません。

糖質が少ないから
血糖値が下がる！

【おにぎらず】レシピ

サンドイッチの定番の具で新鮮なおいしさ
タンパク質がしっかりとれる！

〈ハムときゅうり、チーズ〉のおにぎらず

材料（1人分）
ごはん…60ｇ
焼きのり…１枚
ももハム（スライス）…２枚（30ｇ）
スライスチーズ…２枚
きゅうり…⅓本
Ⓐ［マヨネーズ…小さじ½
　しょうゆ…少々

糖質	カロリー	塩分
25.1g	298kcal	16.3g

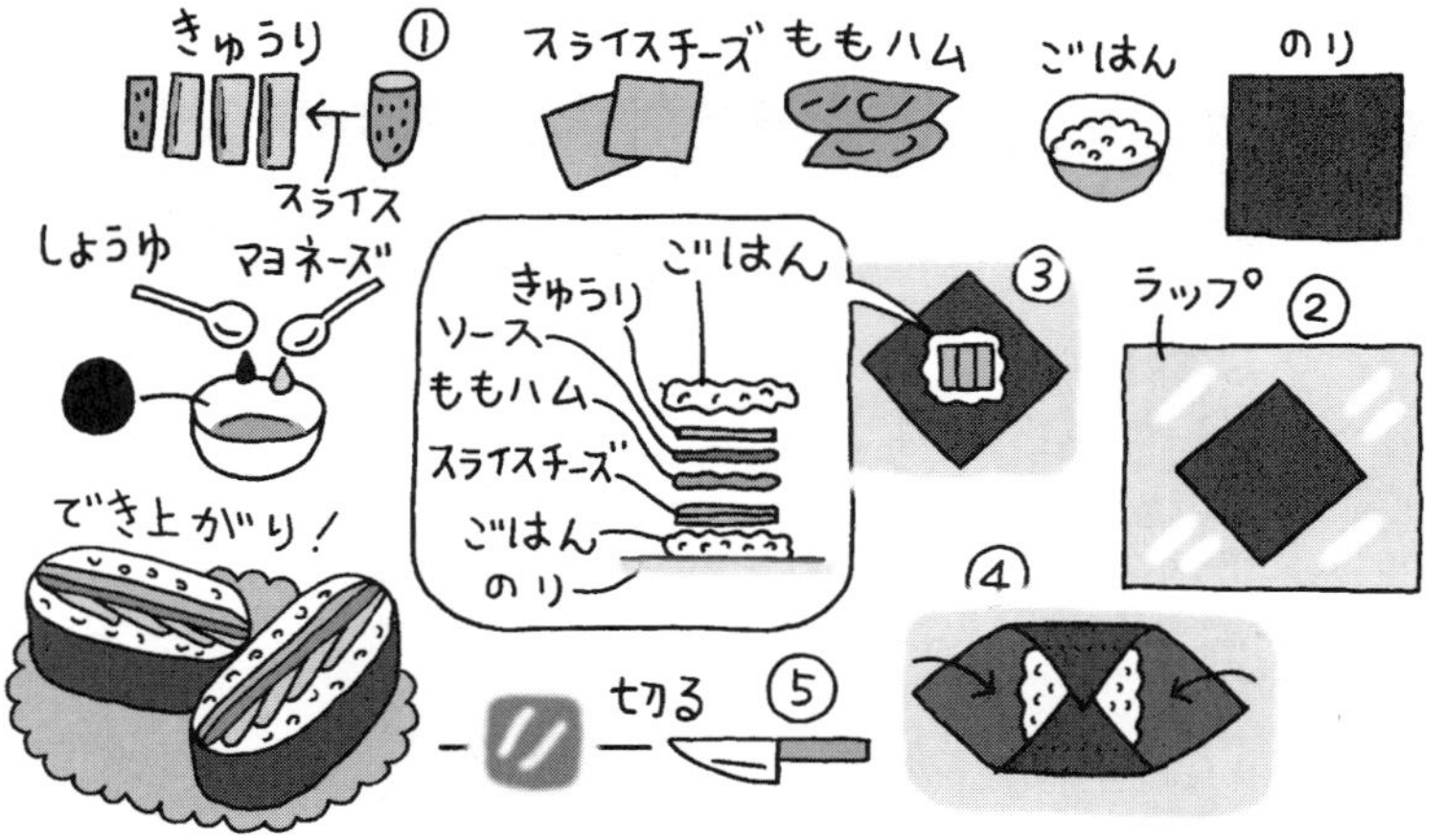

作り方

❶きゅうりは厚さ２～３㎜程度に縦にスライスする。Ⓐをまぜ合わせてソースを作る
❷ラップを広げ、その上にのりをひし形になるように置く
❸ごはんの半量を正方形になるようにのりの中央に均等に広げ、その上にスライスチーズ、ハム、①のソース、きゅうりの順に重ねていく
❹残りのごはんを具の上に均等にのせ、のりを折りたたんでごはんと具を包み、ラップでくるむ
❺包丁で2等分に切る

カレー風味の炒めコンビーフがごはんに合う
ごはんの量は少なめでも満足感あり！

〈コンビーフとピーマン〉のおにぎらず

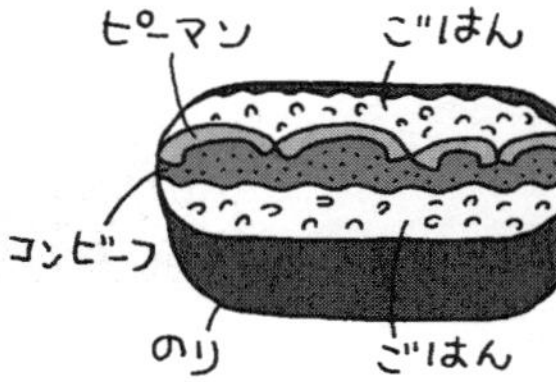

材料（1人分）
ごはん…60g
焼きのり…1枚
コンビーフ（缶詰）…50g
ピーマン…1個（30g）
カレー粉…少々
好みの油…少々

糖質 **25.8**g　カロリー **213**kcal　塩分 **0.93**g

作り方

❶ピーマンはヘタと種を除き、2～3㎝角に切る。フライパンに油をひき、中火でさっと炒める
❷ほぐしたコンビーフを加えてさらに炒め、脂が溶けてきたらカレー粉を加えてまぜ、火を止める
❸ラップを広げ、その上にのりをひし形になるように置く
❹ごはんの半量を正方形になるようにのりの中央に均等に広げ、その上に②のピーマン、コンビーフの順に重ねる
❺残りのごはんを具の上に均等にのせ、のりを折りたたんでごはんと具を包み、ラップでくるむ
❻包丁で2等分に切る

若返りビタミンのかたまり
アボカドが手軽に食べられる

〈えびとアボカドの味噌マヨ〉のおにぎらず

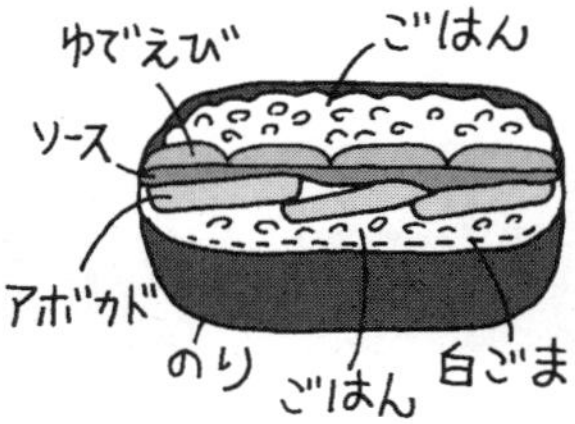

材料（1人分）
ごはん…60g
焼きのり…1枚
ゆでえび…2尾
アボカド…¼個
いり白ごま…少々
味噌…小さじ½
マヨネーズ…小さじ½

糖質 **25.8**g　カロリー **213**kcal　塩分 **0.93**g

作り方

❶えびは殻をむいて厚さを半分に切り、アボカドは皮をむいて厚さ5㎜にスライスする。味噌とマヨネーズをまぜてソースを作る
❷ラップを広げ、その上にのりをひし形になるように置く
❸のりの上に白ごまを振って、ごはんの半量を正方形になるようにのりの中央に均等に広げ、その上に①のアボカド、ソース、えびの順に重ねていく
❹残りのごはんを具の上に均等にのせ、のりを折りたたんでごはんと具を包み、ラップでくるむ
❺食べる直前に包丁で2等分に切る

さばのDHAとEPAに玉ねぎの辛味成分。
どれも血液サラサラ成分の宝庫

〈さばとスライス玉ねぎ〉のおにぎらず

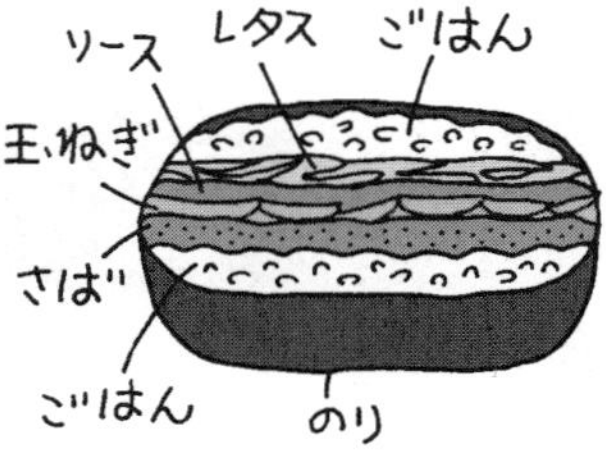

材料（1人分）

ごはん…60g
焼きのり…1枚
さば水煮缶…60g
玉ねぎ…10g
レタス…10g
粒マスタード…小さじ½
しょうゆ…少々

糖質	カロリー	塩分
25.0g	234kcal	0.78g

作り方

❶玉ねぎは薄切りにし、水にさらして水けをきる。レタスは食べやすい大きさに切る。さば水煮缶は汁けをきっておく。粒マスタードとしょうゆをまぜてソースを作る
❷ラップを広げ、その上にのりをひし形になるように置く
❸ごはんの半量を正方形になるようにのりの中央に均等に広げ、その上に①のさば、玉ねぎ、ソース、レタスの順に重ねていく
❹残りのごはんを具の上に均等にのせ、のりを折りたたんでごはんと具を包み、ラップでくるむ
❺包丁で2等分に切る

ネバネバ食品と発酵食品だけで作った
美腸おにぎらず！

〈オクラ納豆とたくあん〉のおにぎらず

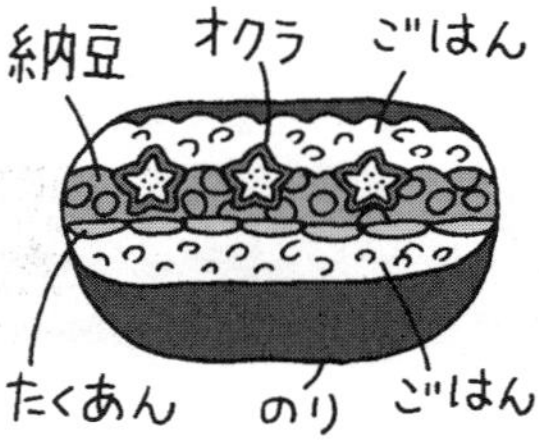

材料（1人分）

ごはん…60g
焼きのり…1枚
納豆…1パック(40g)
オクラ…3本
たくあん…3切れ(25g)

糖質	カロリー	塩分
30.9g	203kcal	0.46g

作り方

❶たくあんはあらく刻んでおく。オクラはラップに包んで30秒～1分間、電子レンジ(600W)で加熱する
❷ラップを広げ、その上にのりをひし形になるように置く
❸ごはんの半量を正方形になるようにのりの中央に均等に広げ、その上にたくあん、納豆、オクラの順に重ねていく
❹残りのごはんを具の上に均等にのせ、のりを折りたたんでごはんと具を包み、ラップでくるむ
❺包丁で2等分に切る

ボリュームが出る油揚げで糖質オフ！
キムチの辛さもまろやかにしてくれる

〈油揚げとキムチ〉のおにぎらず

材料（1人分）
ごはん…60g
焼きのり…1枚
白菜キムチ…30g
油揚げ…½枚
大葉…3枚

作り方
❶油揚げはオーブントースターや魚焼きグリルで、表面がパリッとするまで焼く。キムチは食べやすく切る
❷ラップを広げ、その上にのりをひし形になるように置く
❸ごはんの半量を正方形になるようにのりの中央に均等に広げ、その上に①のキムチ、油揚げ、大葉の順に重ねていく

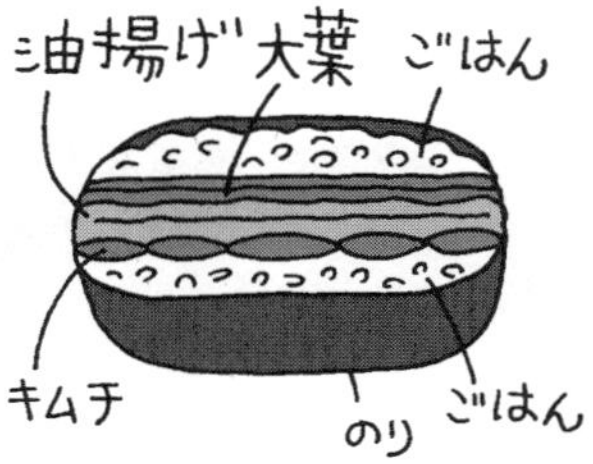

糖質	カロリー	塩分
23.3g	234kcal	0.89g

❹残りのごはんを具の上に均等にのせ、のりを折りたたんでごはんと具を包み、ラップでくるむ
❺包丁で2等分に切る

免疫力を高めるきのこを加えて！
ミネラルたっぷりの卵で栄養価アップ

〈きのこオムレツ〉のおにぎらず

糖質	カロリー	塩分
25.8g	271kcal	0.28g

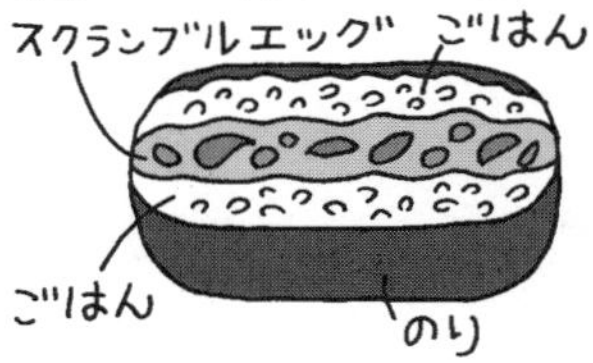

材料（1人分）
ごはん…60g
焼きのり…1枚
卵（Sサイズ）…1個
マッシュルーム
…3〜4個（50g）
ミニトマト…2個
バター…5g
塩…一つまみ
こしょう…少々

作り方
❶マッシュルームは薄切りに、ミニトマトはヘタを除いて4等分にする。卵は割りほぐしておく
❷フライパンにバターを中火で熱し、①のマッシュルームを炒める。半分くらいのかさになったら、①のミニトマトを加えて水分が出なくなるまで炒め、塩とこしょうで味つけする
❸①の卵を加えて、大きくかきまぜながら、かためのスクランブルエッグを作る
❹ラップを広げ、その上にのりをひし形になるように置く
❺ごはんの半量を正方形になるようにのりの中央に均等に広げ、その上に③をのせる
❻残りのごはんを具の上に均等にのせ、のりを折りたたんでごはんと具を包み、ラップでくるむ
❼包丁で2等分に切る

夕食の残りを
利用して

おすすめの糖質オフ具材！

鮭と
もやしの
おにぎらず

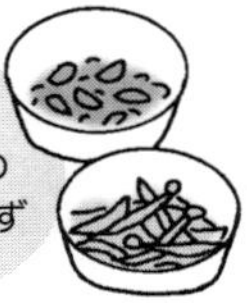

鮭+もやし

残った焼き鮭をほぐしても、鮭フレークを使ってもOK。家計のお助け食材もやしは、さっと下ゆでするか、電子レンジで加熱して少ししんなりさせて。鮭をマヨネーズであえるとおいしい。

肉じゃがと
白菜の
おにぎらず

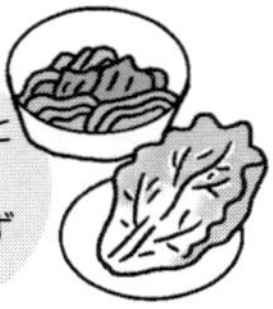

肉じゃが+白菜

じゃがいもはとくに糖質が多いので、肉や糸こんにゃく、ほかの野菜だけをより分けて使う。生の白菜のやわらかい部分や浅漬けにした白菜を加えればシャキシャキ食感が楽しい！

残りサラダと
ちくわの
おにぎらず

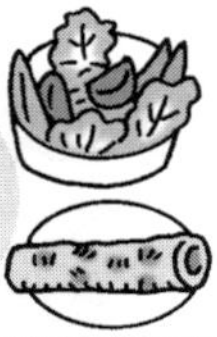

残りサラダ+ちくわ

ドレッシングのかかった残りサラダでも大丈夫。一晩冷蔵庫に入れてしんなりさせ、翌朝、水けをよくしぼって【おにぎらず】に。ちくわのかわりにカニかま、ツナを合わせてもおいしい。

きんぴらと
おひたしの
おにぎらず

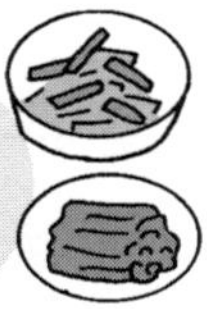

きんぴら+おひたし

きんぴらはごはんと相性がいいけれど、甘辛の味つけで糖質が気になるところ。小松菜やほうれんそうのおひたしの水けをよくしぼって加えると、かさ増し効果で糖質をオフ。

カレー
キャベツ
おにぎらず

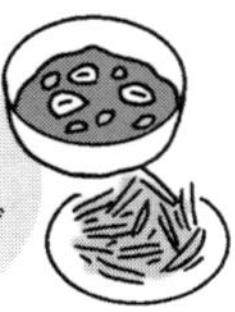

カレー+キャベツ+チーズ

カレーのルーが残ったときは、ぜひ【おにぎらず】に！せん切りキャベツをはさんで食物繊維とボリュームを増量。ルーが少ない場合はチーズをはさむとしっかり味に！

PART 3

〔血糖値が下がる食べ方新公式〕

家庭料理でも、中華、イタリアン、焼き肉、居酒屋でもOK。食べ方さえ工夫すれば、それだけで血糖値、ヘモグロビンA1cを下げられる!

カロリー制限よりも、〈食べる順番の工夫やよく噛むことで、〈糖質ちょいオフ〉すれば、〈食事も楽しくなり〈ヘモグロビンA1cも上がらなくなる

■糖尿病の食事療法はストレスがいっぱい

これまで、何も気にせず自由に家族や友人と食事を楽しむことができたのに、糖尿病にかかると、今まで当たり前に食べていた食事の、カロリーや栄養のことが気になって、食事を楽しむことができなくなってしまいます。

糖尿病患者の多くは、食べたり飲んだりすることが大好きでそのために糖尿病になってしまったのです。糖尿病の治療のためには、大好きな食事をがまんしなくてはならないのですから、これはなかなか大変なことで、ストレスもたまってしまいます。

糖尿病の原因は、過食とそれによる肥満、運動不足とされますが、ストレスもまた重要な原因の一つなのです。

ストレスがかかると、それを解決するために、脳や筋肉を働かせなくてはなりませんから、そのエネルギーを供給するために、血液中にブドウ糖が放出されて、血糖値が高くなるのです。ストレス状態のときには、抗ストレスホルモンとされる副腎皮質ホルモン、アドレナリン、成長ホ

ルモンなどが分泌されますが、それらはいずれも血糖値を上昇させる作用を持っています。

ですから、糖尿病の食事療法を行うとき、その食事療法にストレスを感じていたのでは、なかなか成果が上がりません。

そこで私が考えたのが、糖尿病の人でもストレスを感じずに楽しんでできる、血糖が上がりにくい工夫をした食事法です。これを患者さんに指導すると、たいへん好評で、治療成績もよくなっています。

■食べる順番を工夫し、ゆっくりよく噛んで、楽しく食べることが大切

楽しく食べてヘモグロビンA1cを下げる食事法で重要なのは、ズバリ食べる順番です。繰り返しになりますが、まずその原則をお話ししましょう。

①食事のはじめは食物繊維の多い食品を食べよう

まずはじめに、野菜、海藻類、きのこなど、カロリーが少なく食物繊維が多く含まれ、消化に時間がかかるものを食べましょう。これらの食品は、カロリーが少ないので、急に血糖値を上昇させることはありません。カロリーを摂取する前に胃をふくらませるので、それによる満腹感が得られて、あとから食べるごはんやめん類、パンなどの糖質、肉や魚、油脂（あぶら）類など、カロリーの高い食品の食べすぎを防ぐことができます。

②ごはん、めん類、パンなどの糖質はあとから食べる

食べ物の中でも、特に血糖値を上げる原因になるのは、ごはんやめん類、パンなどの糖質です。これらは、食べるとすぐに胃や小腸で分解されてブドウ糖になり、速やかに吸収され、血糖を上昇させます。糖尿病の人にはよくありません。

さらに、上昇した血糖値を下げようと体が反応し、インスリンが膵臓から分泌されますが、急上昇した場合には必要以上のインスリンが分泌されます。

この必要以上のインスリンがくせ者で、血液中の糖を脂肪に変えて脂肪細胞に蓄えてしまいます。

つまり、体に脂肪がつき、太ってしまうのです。ゆっくり食べて血糖値をゆるやかに上げれば6時間満腹感がもつのに、急いで食べて血糖値を急上昇させると、早ければ2〜3時間でお腹がすくというデータもあります。

では、肉や魚などのおかず、あるいは油物はいつ食べたらいいのでしょうか。

食物繊維をはじめにとっておけば、そのあとは自由にとってかまいません。

肉や魚などのおかずと、ごはんやパンなどの主食を交互に食べて、その味わいを楽しんでいただけばいいのです。

はじめに食物繊維をとっていれば、カロリーの吸収がゆっくりになり、満腹感も得られて、食べすぎになることはありません。

③よく噛んでゆっくり食べる

よく噛んで食べれば、胃がふくらんで感じるのとは別に、食事に時間がかかり、血糖値の急な上昇を防ぐことができます。

満腹感というのは、血液中のブドウ糖（血糖）がふえたのを脳の満腹中枢が感知し、「お腹がいっぱいになってきた」と感じるルートもあります。

ゆっくり食べれば、血糖が上がって満腹を感じる前に、たくさん食べてしまうという害を防ぐことができます。

よく噛めばその刺激で歯ぐきが丈夫になるし、唾液の分泌がふえて口のなかを清潔にし、糖尿病の大敵である歯周病の予防にもなります。（132ページ参照）

④食べることに罪悪感を持たない

食事療法をしていると、「本当は食べちゃダメなのに……」などと罪悪感を抱きながら食事をすることになりがちです。体はストレスを感じ、血糖値を上昇させるだけでなく、いろいろな害をもたらします。

このあとに、いろいろな料理の食べ方を具体的にお話ししますが、基本的には、食べる順番を工夫し、よく噛んでゆっくり食べるということです。それさえ守れば、食事を思う存分楽しんで食べることができます。

満腹食べても血糖値を上げない、太らない！

焼き肉屋で守るべき8カ条

その1 まずキムチ、ナムル、サラダなどの野菜を食べる

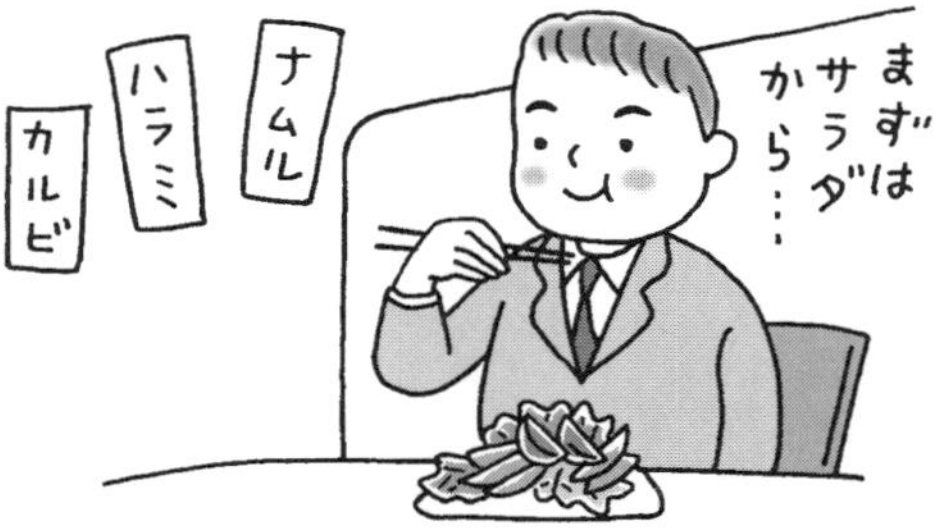

お腹ペコペコで席についたら、ついついタン塩にカルビに…と肉を頼みたくなりますが、まずはキムチやナムル、サラダなどの野菜を中心としたサイドメニューから注文しましょう。お腹が少し落ち着いたところで、ようやく肉の出番。先に野菜を食べておくことで、肉を頼みすぎるということがなくなります。それに血糖値の上昇、脂の吸収も抑えられ、胃がもたれず次の日が楽になります。

その2 わかめスープや卵スープなどのスープ類を頼もう

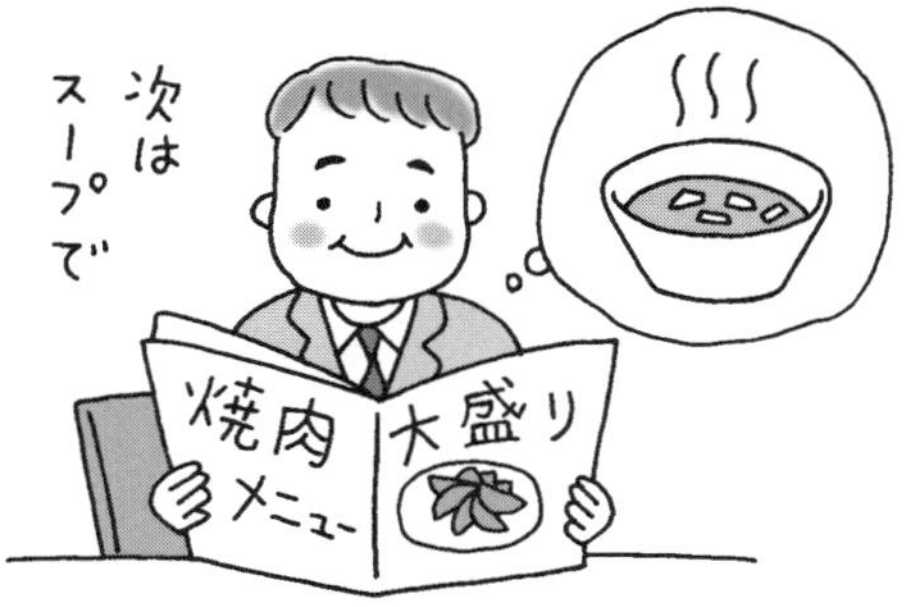

野菜類を食べたら、さっそく肉やごはんを注文…と行きたいところですが、ここはわかめスープや卵スープなどを頼んでさらに血糖値の上昇を防ぎましょう。糖質が少ないですし、お腹も満たせるので食べすぎを防ぐことができます。しかし、コーンスープなどポタージュ系のスープは糖質が多く含まれており、逆効果なので気をつけて。

その3 焼き肉は1人前ずつ注文しよう

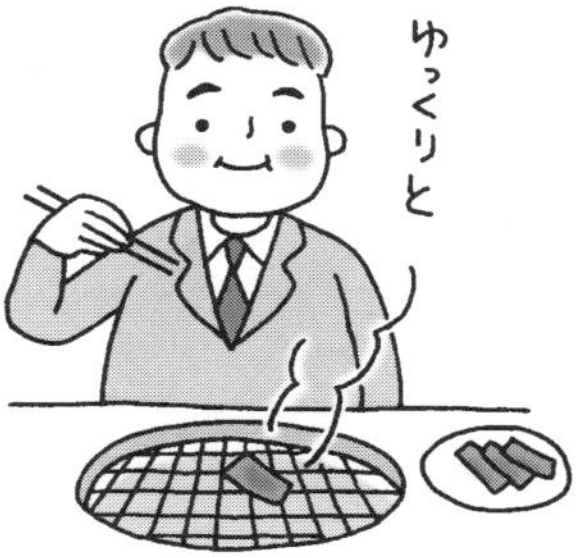

肉は人数分ではなく、1人前ずつ注文するのがおすすめ。網にずらーっと広げて次々に焼きたくなりますが、自分で自分の肉を1枚ずつ大切に焼き、焼けたらゆっくり味わって食べ、口の中の肉がなくなったら網の上に1枚肉を置きます。そうすると、じっくり味わえるし、食べすぎも抑えられます。ちなみに、強火だとどんどん肉が焼けてたくさん食べてしまうので、弱火にしましょう。

その4 タン、ハツ、ヒレなど脂肪の少ない部位の肉を頼もう

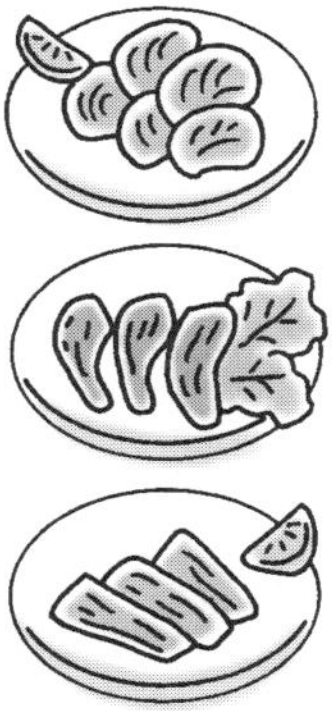

肉はなるべく脂肪の少ない部位を選びましょう。タンはあっさり代表の肉。コリコリと固いので満足感も得やすくおすすめです。ヒレも脂肪が少なく、きめこまやかでやわらか。おいしいので食べたときの満足感が高いです。ハツ（心臓）は常に拍動している部位なだけに他の内臓よりも固くて筋肉質なので、食べごたえもありお腹がいっぱいに。ほかにもホルモン系は脂肪やカロリーが少ないので気がねなく食べられます。定番のカルビやロースは脂が多いので最後に少しだけ食べましょう。

その5 肉はサンチュなどの野菜で巻いて食べよう

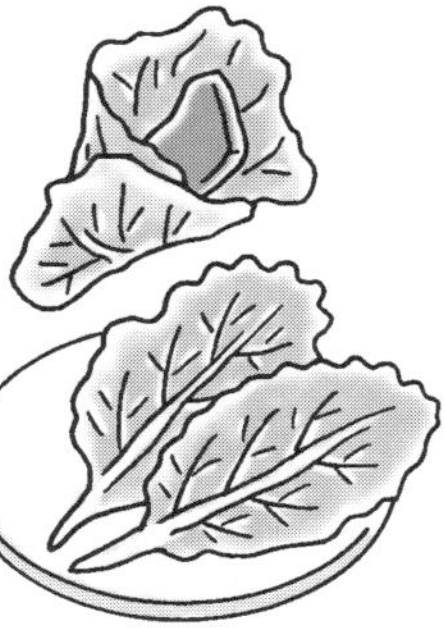

最初に肉と一緒にごはんを頼む人は要注意。タレがしみた肉とごはんを一緒に食べるのはまた格別のおいしさですが、肉はサンチュやエゴマの葉などで巻いて食べましょう。ただし、甘い味噌はつけません。そうすれば、血糖値の急上昇と、体重増加を防げます。どうしてもごはんが食べたいという人は、野菜や肉でお腹が落ち着いてからごはんを注文、そして数人で一つのごはんを分け合うと食べすぎを防げます。

その6 タレではなく塩味のものに。レモン汁をつけて食べよう

お店秘伝のタレはおいしいですよね。しかし、酷なようですがタレで肉を食べるのはおすすめしません。あの甘辛いタレには糖質がたくさん入っており、それだけでも血糖値上昇の原因に。そのうえ、味が濃いのでどうしてもごはんやビールなどを食べすぎたり飲みすぎたりしてしまうのです。肉はなるべく塩味を選び、酢じょうゆやレモン汁で食べましょう。糖質も抑えられますし、肉本来の味をじっくり堪能できます。タレよりも…レモン汁がベスト！

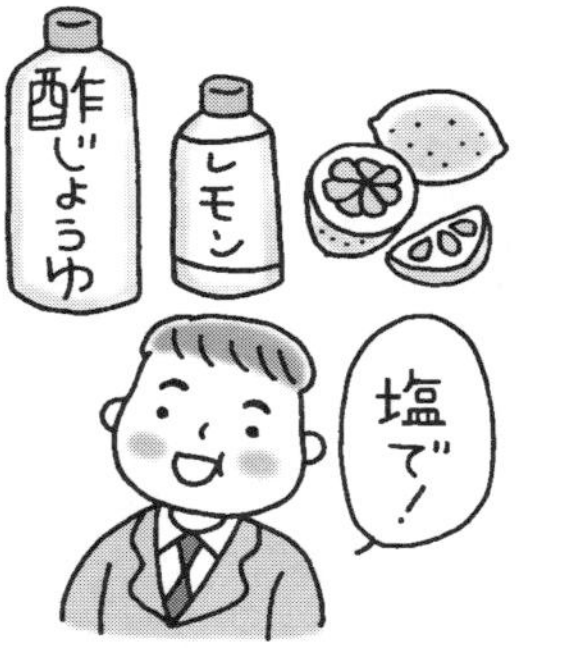

その7 飲み物はウーロン茶がベスト。緑茶もおすすめ

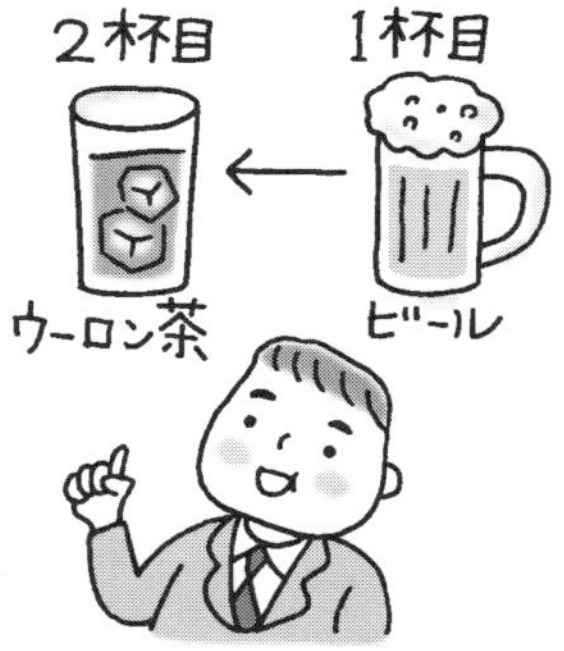

カンパーイ！のビールはとってもおいしい。でも、ビールは糖質が多くカロリーも高い飲み物です。１杯目をみんなと一緒に楽しむのはいいですが、お酒は際限なく飲んでしまいますし、酔うとついつい食べすぎるという悪循環に陥りがち。血糖値が気になる人には2杯目からはノンカロリーのウーロン茶や緑茶、水がおすすめです。オレンジジュースやコーラなどのソフトドリンクも糖質が多いので気をつけましょう。

その8 焼き肉は網で焼いて余分な脂を落とそう

肉は鉄板ではなく網で焼きましょう。網なら肉を焼いたときににじみ出る脂を下に落とすことができ、体の中に入る脂の量を減らすことができるのです。糖質を体にとり込まないのも大事ですが、摂取カロリーを減らすことも大切。お店に網があるかどうかわからなければ、予約を入れるときなど事前に聞くといいでしょう。

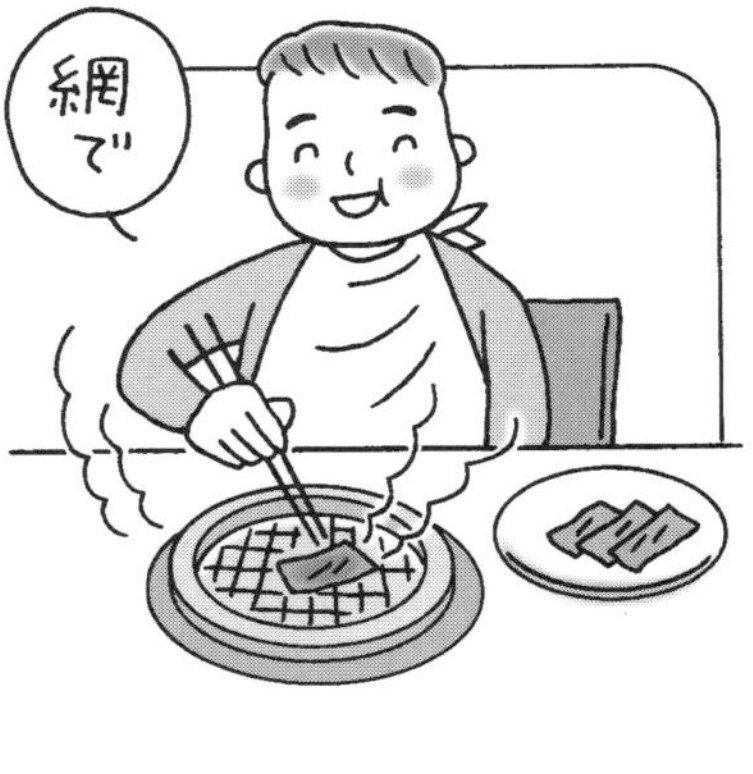

満腹食べても血糖値を上げない、太らない！

回転寿司屋で守るべき8カ条

その1 最初は刺身を注文。タコやイカ、貝類など固いものから積極的に食べる

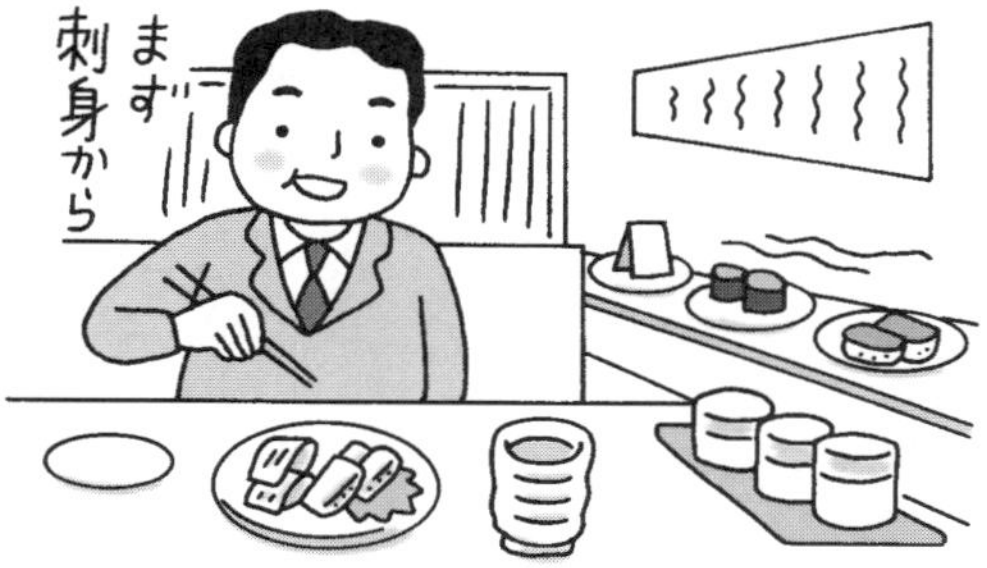

お寿司を食べても血糖値を上げないために気をつけることは食べる順番。さらに言えば、最初に何を食べるかが最大のポイントです。ズバリ、お寿司屋さんでは最初に刺身を頼みましょう。しかもタコやイカ、貝類などなるべく固くてしっかりとした食感があるものが特におすすめです。はじめに糖質をとらないので血糖値の急上昇を防ぐことができ、よく噛むことで満腹感を得られ、食べすぎを防げます。

その2 好きなもの、高いものから食べよう

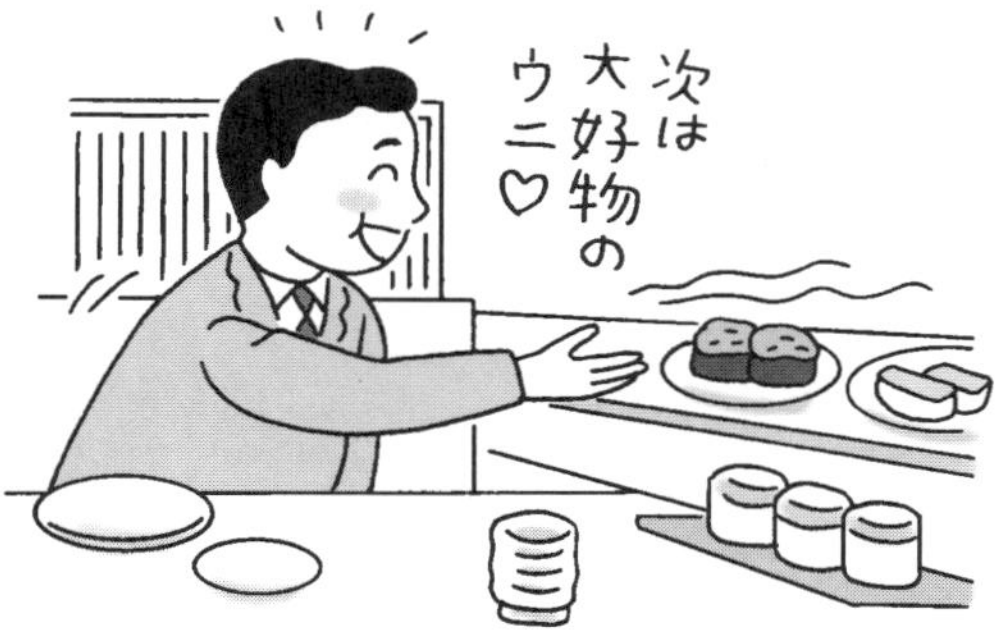

刺身を食べて空腹感を落ち着かせたら、握りを食べましょう。このとき、大好きなネタ、高くておいしいネタから食べるのがおすすめ。好きなものを食べると心の満足度が違います。また、最後に好きなネタを食べるために無理して食べすぎるようなこともなくなります。好きなものを食べると驚くほど少量でお腹も心も満たされるものです。

その3 しょうゆは少なめに。シャリではなくネタの3分の1くらいにつけて食べる

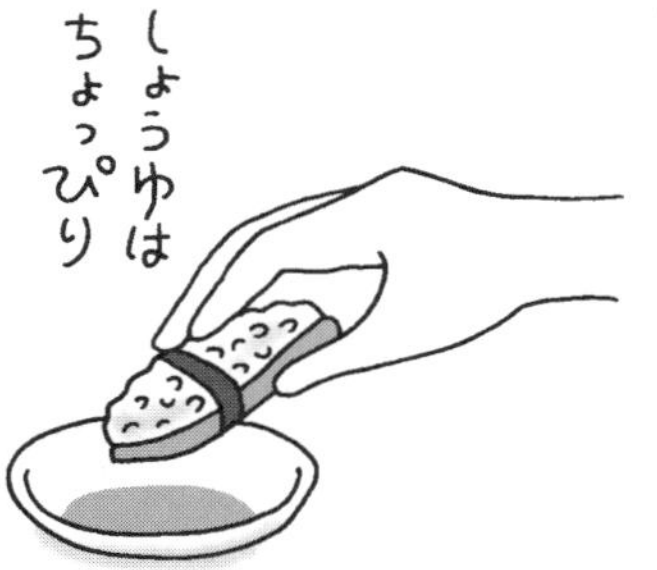

シャリにべったりとしょうゆをつける人を見かけますが、あれは実は間違った食べ方です。シャリがしょうゆをたっぷり吸って塩分や糖質をとりすぎることになります。味が濃いと飲みすぎ、食べすぎにつながりますから、しょうゆはネタの3分の1につけるくらいに。正しい食べ方はマナーだけでなく、体にもいいのです。

その4 旬のものを選んで食べる（季節を感じ、会話しながらゆっくり食べる）

食事しながらおしゃべりなんて行儀が悪い。そう思う人もいるかもしれません。しかし、せっかくお寿司を食べに来たのですから、旬のおいしいネタを食べて季節を感じ、歯ざわりや香りを楽しみながら、一緒に来た人との会話をぜひ楽しんでください。そうすることでいっそう食事は楽しくなりますし、ゆっくり食べられるので少量で満腹感を得られるようになるのです。

旬のものは栄養が豊富。
香りや歯ごたえを楽しんで

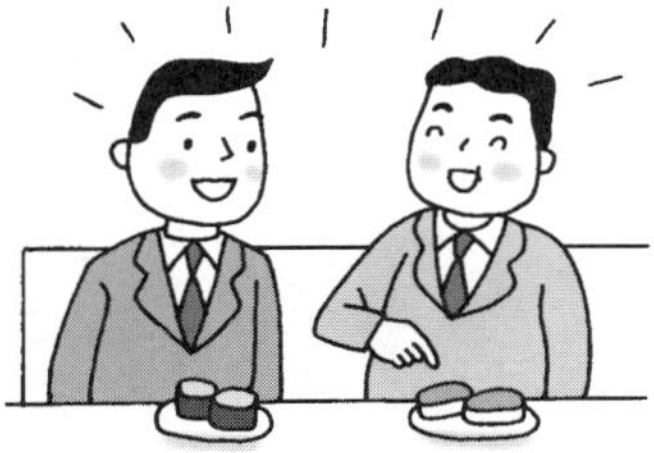

その5 味噌汁や茶碗蒸しなどサイドメニューを食べる

お寿司屋さんには味噌汁や茶碗蒸し、小鉢などの旬の魚や野菜を使ったおいしいサイドメニューが豊富にあります。これらのサイドメニューも食べると、食事はもっと楽しくなり、握りを食べすぎることもなくなるので、血糖値の急上昇を防ぐことができます。

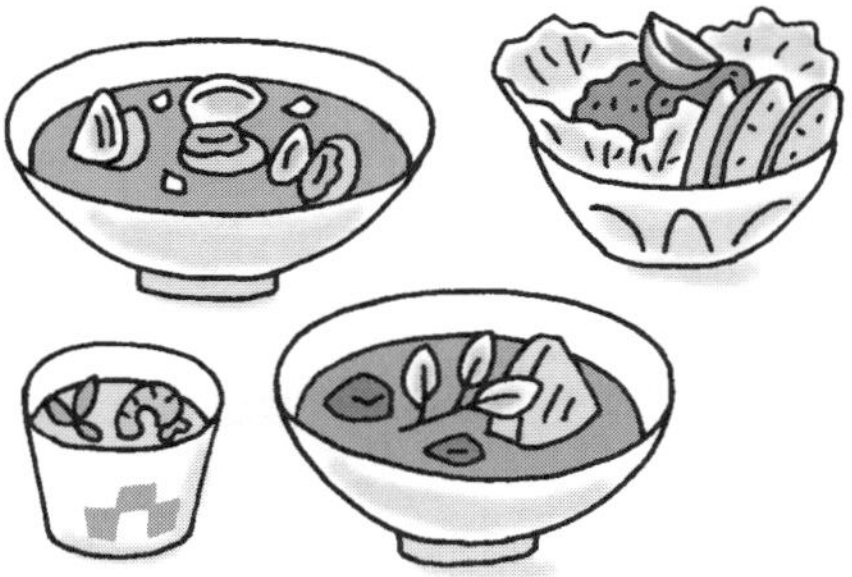

その6 お寿司を一口食べたら、ガリも一口食べる

殺菌効果のあるショウガは
なま物を食べるときの必需品！

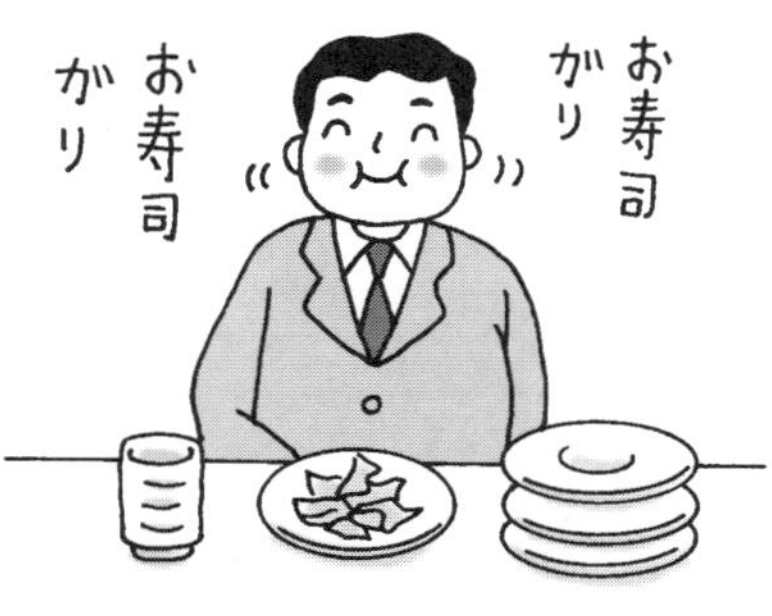

お寿司を食べに行ったら必ずテーブルにあるガリ。本来は、なま物を食べる際に食中毒を防いだり、口直ししたりするために置かれているものですが、これを利用しない手はありません。お寿司を一口食べたらガリを一口食べ、食べすぎを防ぎましょう。口の中がさっぱりしてネタのおいしさがいっそう引き立つというおまけつきです。

その7 可能ならオリーブオイルを持参する

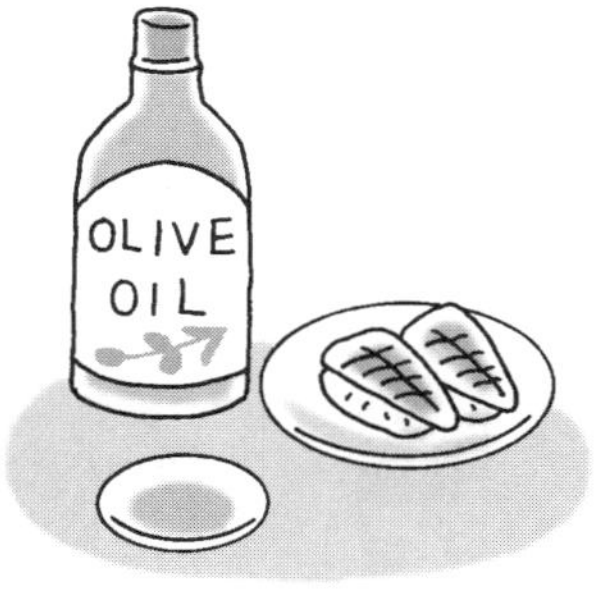

意外に思うかもしれませんが、握りや巻き寿司にオリーブオイルをかけて食べると血糖値の急上昇を防ぐことができるのです。これは、糖質であるシャリの周りを脂質であるオリーブオイルがコーティングするので、糖質の吸収が妨げられたり、ゆるやかになったりするためだと考えられます。また、味も何とも言えずおいしくなります。もしお店で何か言われてしまったら、血糖値が高いことを説明して、オリーブオイルを使いたいことを伝えるといいでしょう。

その8 お茶は食前・食中・食後などこまめに飲もう

糖質ゼロのお茶は
血糖値が気になる人の味方

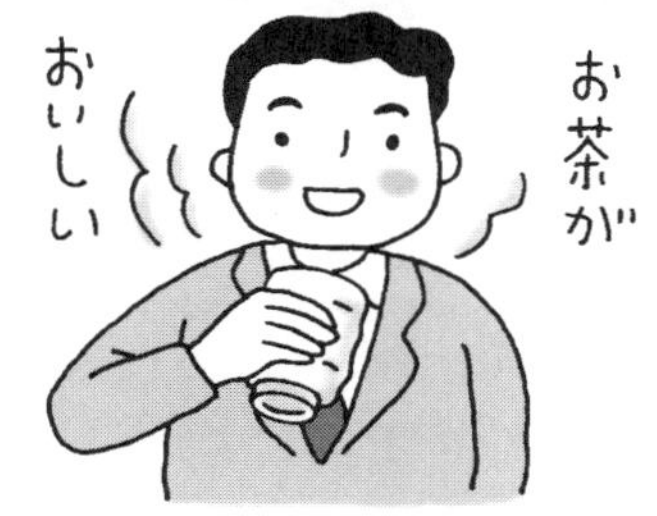

お寿司屋さんでお茶は「あがり」と呼ばれ、食事の最後に飲むものだと思われがちです。だからといってビールや日本酒を飲んでいては血糖値がグングン上昇してしまいます。ここは気にせず、食前・食中・食後とまめにお茶を飲んでください。お茶にはカテキンによる殺菌・抗脂肪酸作用、前のネタの味を流す役目などもあり、血糖値が気にならない人にとっても食事中にお茶を飲むことはいいことずくめなのです。

満腹食べても血糖値を上げない、太らない！
居酒屋で守るべき8カ条

その1 乾杯ビールのあとは焼酎に切り替えて大人飲み

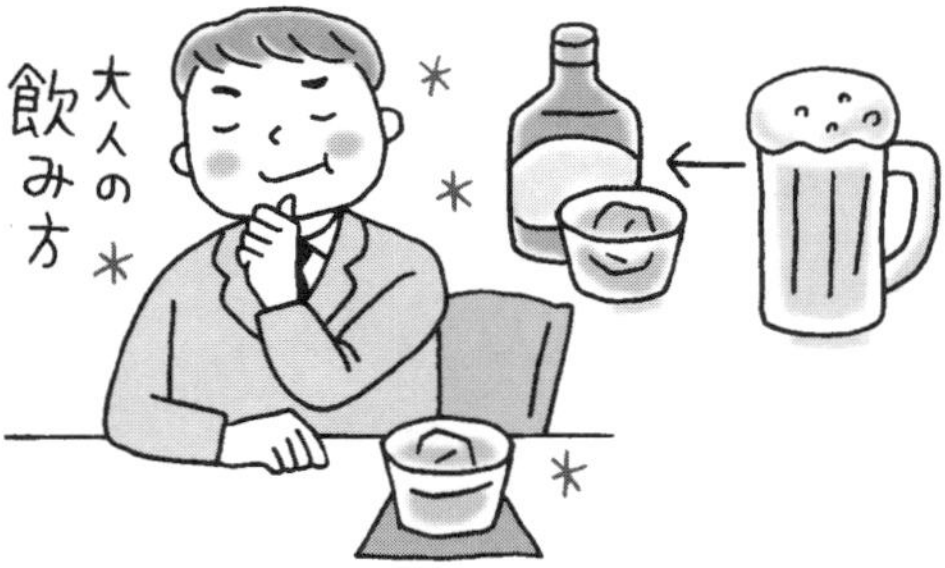

乾杯にビールはつきものですが、糖質が含まれています。飲みすぎるとそれだけで血糖値を上げて太る原因に。１杯目のビールを飲みほしたら、糖質を含まない焼酎や糖質の少ないウイスキー（糖質ゼロのビールはＯＫ）に切り替え、お酒を味わう大人の飲み方に切り替えましょう。また、アルコールを含まないソフトドリンクでもジュースは糖質が多いのでお茶などに。

その2 店にいる時間はおよそ2時間。がっつかずにゆっくり構える

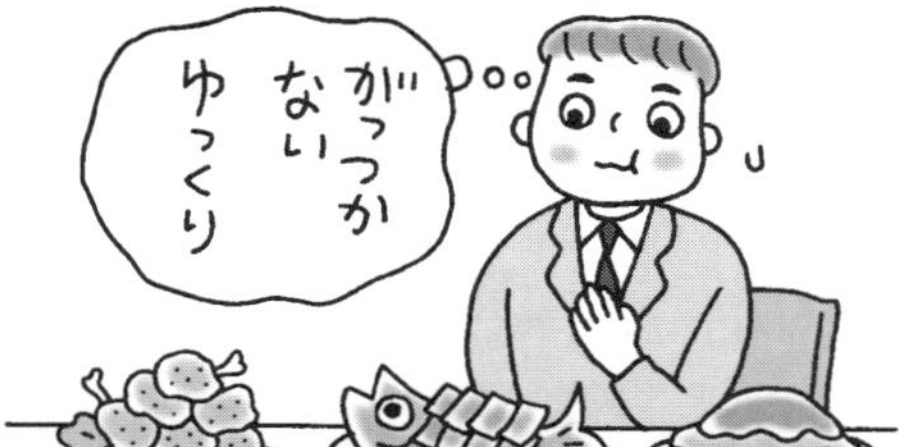

忘年会や新年会などで居酒屋に行くなら滞在時間はおよそ２時間。普段の食事よりも十分時間があるので、ゆっくり食事をすることを心がけてください。空腹時にがっついて炭水化物などの糖質をとると、吸収がよくなり血糖値が急激に上がります。インスリンが一気に分泌されて、数時間後には急激に下がり、十分な量を食べたはずなのにお腹が減ってしまうことも。ゆっくり食べることが、血糖値を上げず、太らないコツです。

その3 最初の20分は、酢の物やサラダ、小鉢系の野菜料理を食べる

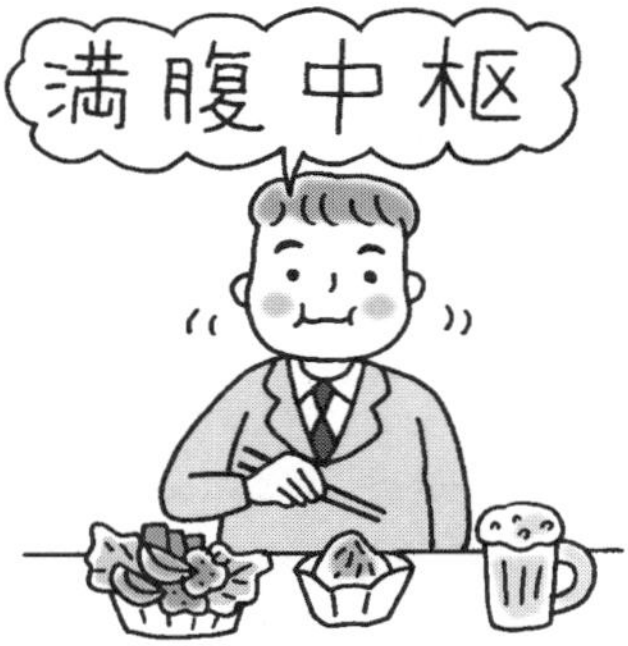

満腹になったことで感じられるのは、脳内の視床下部にある満腹中枢が刺激されたとき。しかし、満腹中枢が働きだすまでに20分程度かかります。早食いをしたり、揚げ物などボリュームのある料理に手を伸ばしたりしていると、「お腹いっぱい」と感じる前に血糖値を上げる料理や高カロリーの料理を食べすぎてしまう可能性があります。最初の20分間は、野菜料理を中心に食べることが大切です。

その4 サラダのドレッシングは別の器で持ってきてもらう

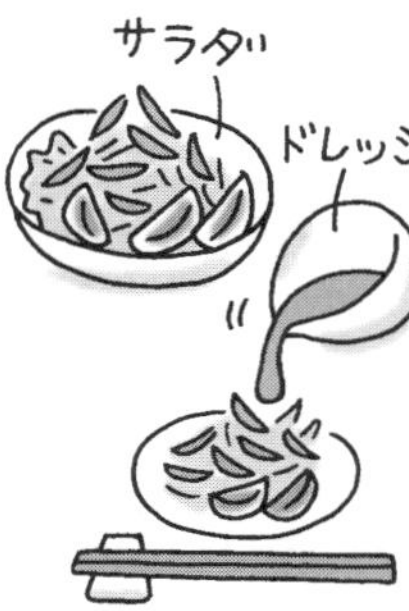

生野菜がたっぷりとれるサラダは、たくさん食べてほしい料理です。野菜からは食物繊維を豊富にとることができますが、食物繊維は消化がゆっくりで、体内で吸収されないのが特徴です。一緒にとることで、他の食べ物の消化吸収もゆっくりにし、血糖値の急上昇を防ぎます。ただし、ドレッシングには糖質や脂質が多く含まれていることが多く、かけ過ぎると血糖値を上げてしまいます。別の器にもらい、必要な量だけかけるようにしましょう。

その5 焼く・煮る・蒸す・生で食べられるものを選ぶ

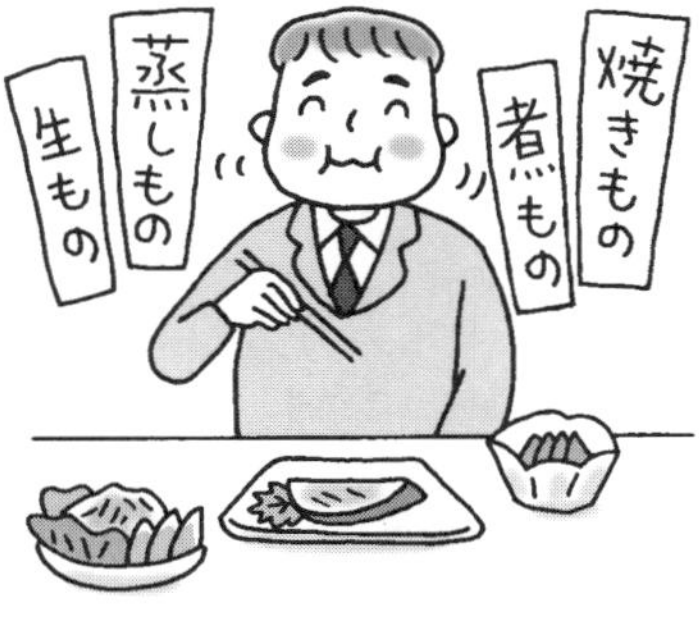

居酒屋で好きなものをおいしく食べて血糖値を上げない料理を選ぶなら、焼いてある料理、煮てある料理、蒸し料理、生で食べられるものを選ぶのがポイントです。焼き料理や蒸し料理は余計な脂を落とし、素材のうまみが増すので味つけも控えめです。煮てある料理は野菜が豊富にとれるのが利点。生で食べられるものの多くは糖質が少ないのでおすすめです。揚げ物と炒め物は注文を控えましょう。

その6 大皿で出てきたものは、取り分け役を買って出る

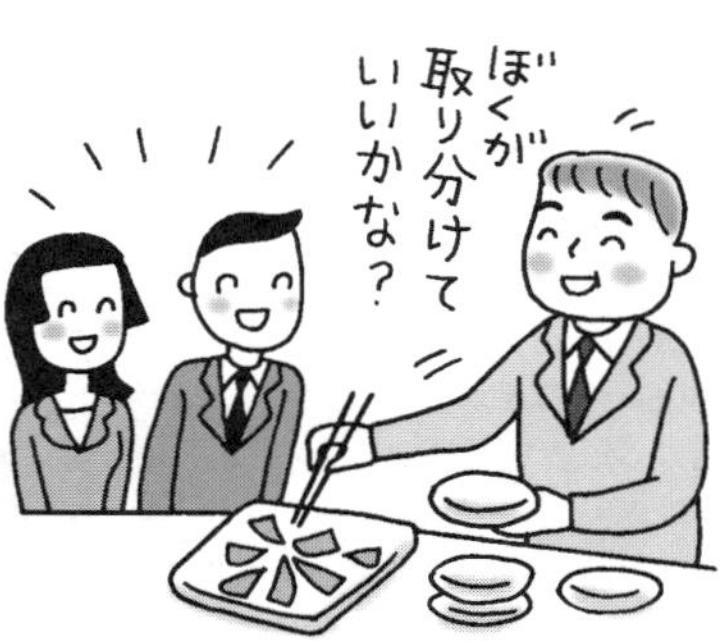
ぼくが取り分けていいかな？

食事をゆっくりとることが、血糖値の急上昇を防ぐための大切な対策であることは「居酒屋8カ条、その3」で説明しました。そこでテクニックとしておすすめなのが、大皿で出てきた料理は、自分が周りの人に取り分けてあげるということです。箸を置く時間が長くなれば、必然的にゆっくり食事することができますし、周囲からも喜ばれます。

その7 焼き鳥はタレと塩なら迷わず塩焼きを選ぶ

焼き鳥をタレで注文する人は多いようですが、血糖値を上げない目的を考慮するなら、味つけは迷わず塩を選びます。店にもよりますが、焼き鳥のタレは砂糖などの糖質が大量に含まれていることがあり、タレつきの焼き鳥を何本も食べていると、それだけで血糖値を上げてしまいます。また味の濃いものは、血糖値を上げるごはん物をとりたくなりますし、お酒も進み、過食の原因にもなるので注意しましょう。

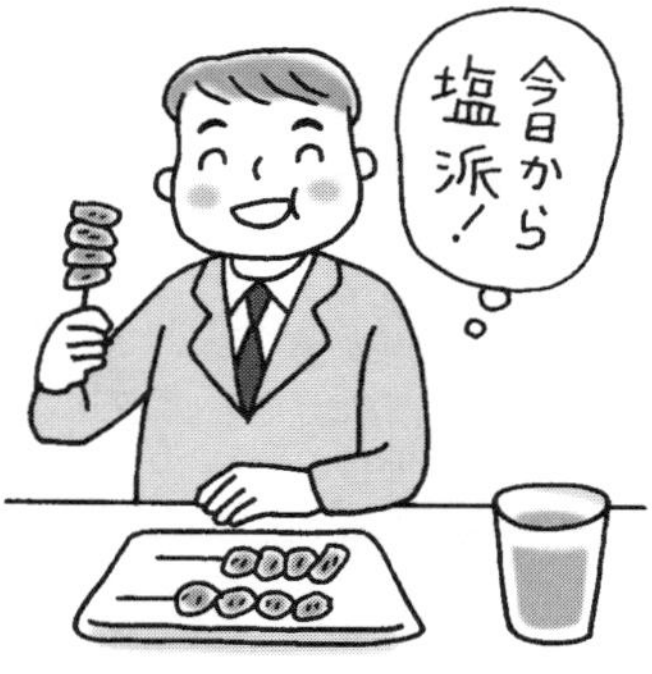
今日から塩派！

その8 食欲に従い、満腹になったら箸を置く

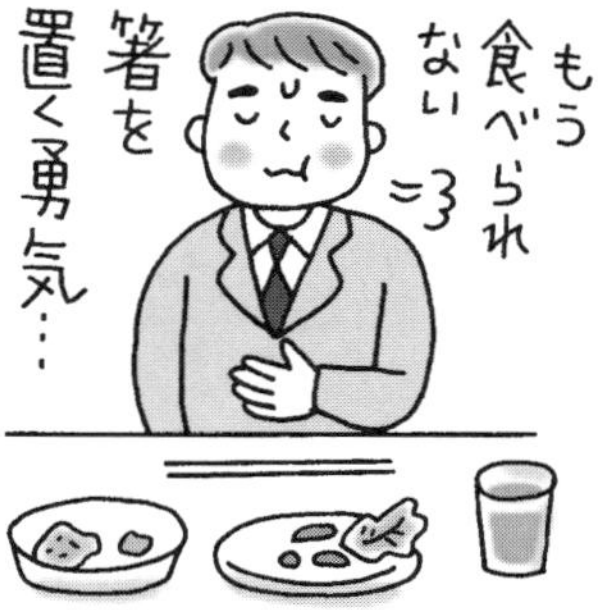
もう食べられない
箸を置く勇気…

お腹がいっぱいなのに、お皿からきれいに食べ物が消えるまで、箸を置かない人は少なくありません。「ごはんを残してはいけない」と言われて育った人には当たり前のことかもしれません。しかし、お腹がいっぱいなのに無理に食べて太り、太ったことでインスリンの効きを悪くさせ、血糖値のコントロールができずに健康を害するのでは、本末転倒です。注文しすぎたことを反省して、食欲に従い箸を置きましょう。

満腹食べても血糖値を上げない、太らない！

家の食事で守るべき8カ条

その1 夕食は寝る3時間前までにすませる

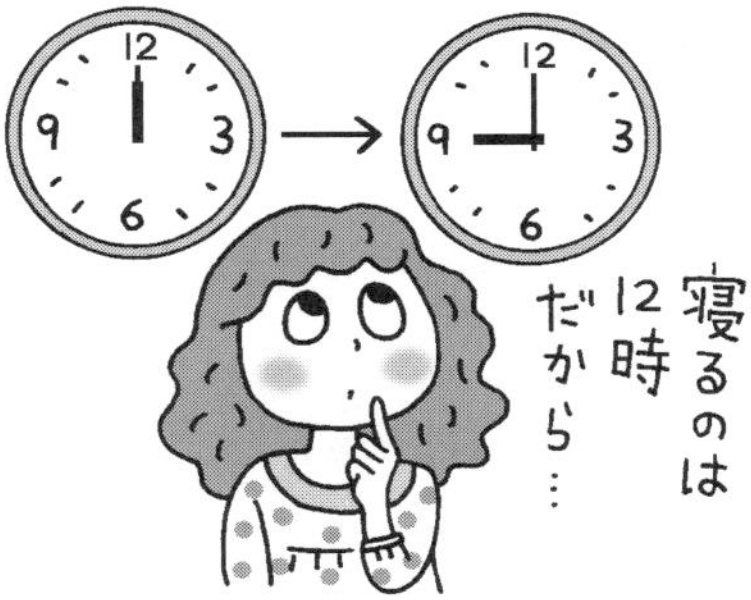
12
9
3
6
12
9
3
6
寝るのは12時だから…

体は、使わないエネルギーを脂肪として蓄積するようにできています。夕食のあとは、寝るだけです。消費エネルギーも少なくなるため、夕食でとった栄養は脂肪として蓄積されやすくなります。そのことを考慮し、夕食は寝る3時間前までにすませるようにするのがベストです。12時に寝る人は、遅くても9時までには食べ終えるように。夕食がどうしても遅くなる人は、早食いせずにゆっくり食べること。

その2 食卓についたら、水かお茶を1杯飲む

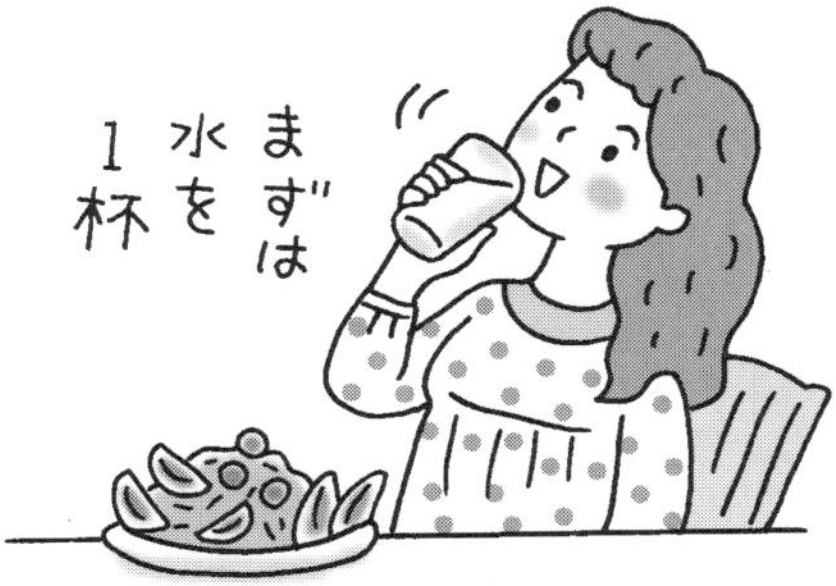
まずは水を1杯

脳の満腹中枢が刺激されると「もう満腹だよ」と信号が出され、食欲がなくなります。この満腹中枢を刺激する方法のひとつが、胃の拡張です。食べ物や飲み物が胃に入り、胃の中がいっぱいになると刺激されます。食事の前に水かお茶を1杯飲んでおくと、胃が拡張されるので、普段より食事量が少なくても十分満足できる食事ができます。食卓についたら水かお茶を1杯飲みましょう。

その3 鍋料理を週2～3回のペースで取り入れる

鍋料理は、血糖値を上げない、太らない料理の代表です。寒い季節にはぜひ週２～３回のペースで取り入れるといいでしょう。なぜなら、鍋は必然的に野菜がたっぷりとれてヘルシーなうえ、汁物で満腹感も得られやすい料理だからです。野菜からは食物繊維がとれ、一緒にとった食材の消化をゆっくりにし、血糖値の急上昇を防ぎます。また、主食の糖質をとらなくても、それだけで満足できる料理なのも利点です。

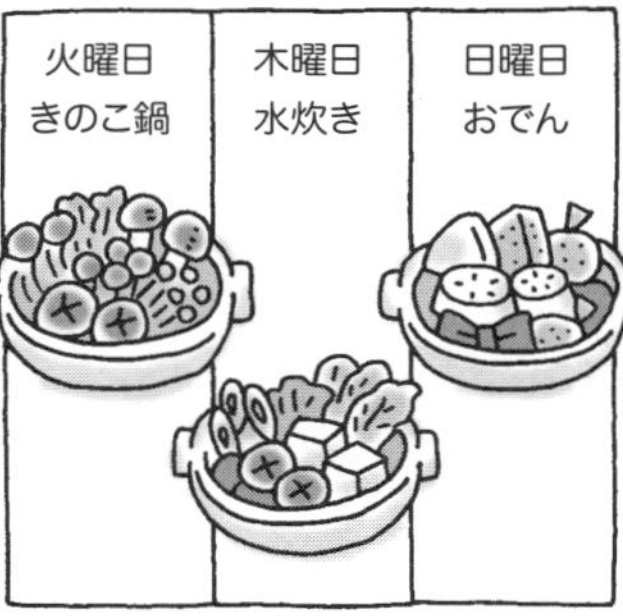

火曜日
きのこ鍋
木曜日
水炊き
日曜日
おでん

その4 食事のときは、野菜から口にする

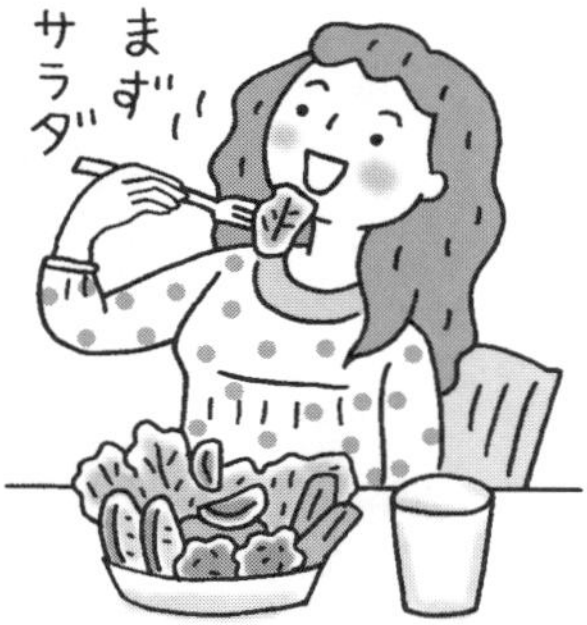

まずサラダ

食べる順番で、血糖値の上がり方は、ゆるやかになることもあれば、急激に上昇してしまうこともあります。空腹時は、消化吸収がよいので、先にごはんなどの糖質が多いものをとってしまうと血糖値を急に上げる原因になります。消化に時間のかかる食物繊維の多い野菜を先にとることで、血糖値の急上昇は抑えられます。食べる順は、食物繊維→タンパク質→糖質と覚えておきましょう。

その5 どんなおかずも20回程度は噛んで食べる

食欲のコントロールをしている満腹中枢は、咀嚼(そしゃく)することでホルモンが分泌されて刺激されます。料理を味わうつもりで、どんなおかずも20回程度は噛むようにすることを心がけるといいでしょう。よく噛んで食べると早食い予防にもなります。食感のいいものを料理にまぜたり、食材を少し大きめに切ったりすることも、よく噛んで食べるコツになります。

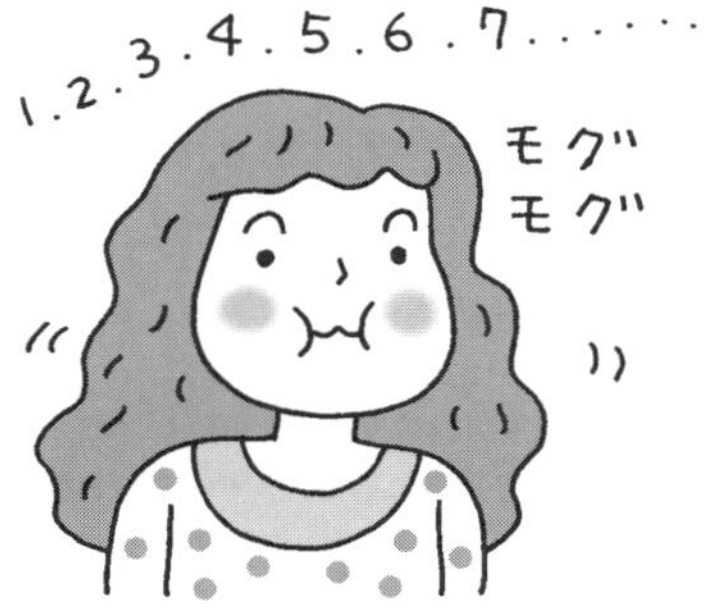

1.2.3.4.5.6.7……
モグモグ

その6 食事のときは具だくさんの味噌汁をつける

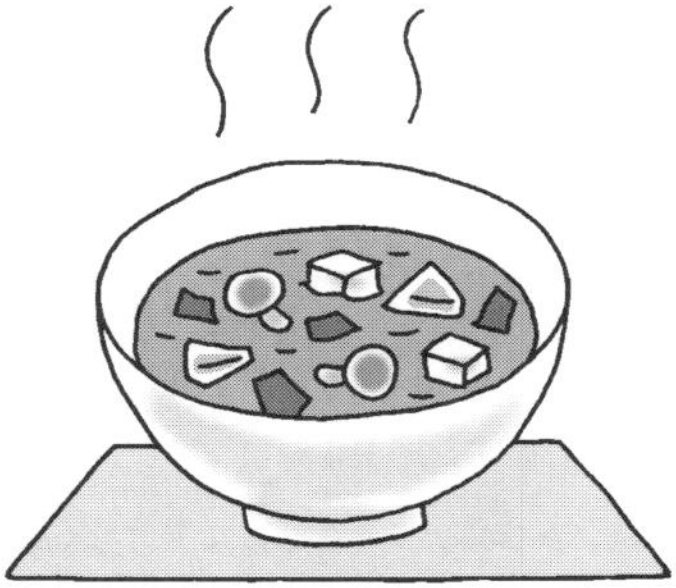

水分をとるとお腹をふくらませ、満腹中枢を刺激するので、食事に味噌汁などの汁物をつけるのはダイエット中の人におすすめの方法です。味噌汁にたっぷりの野菜や海藻、きのこ類などを入れれば、これだけでボリューム満点の一品に。野菜、海藻、きのこ類は、どれも低カロリーで血糖値の上昇をゆるやかにしてくれる食材です。

その7 野菜・海草・豆類・肉・魚をバランスよくとり入れる

白米や食パンなどの主食（炭水化物）は糖質が多く、血糖値を上昇させます。おかずが少なめで、ごはんを多く食べて満腹にしようとすると、血糖値を上げる太りやすい食べ方になってしまいます。野菜や海藻、豆類、肉や魚などのおかずをバランスよく食べて満腹になるようにするのが賢い食べ方。多種類の食材をとることで、自然と主食の量も減り、血糖値コントロールがしやすくなります。

その8 主食は、玄米か五穀米にする

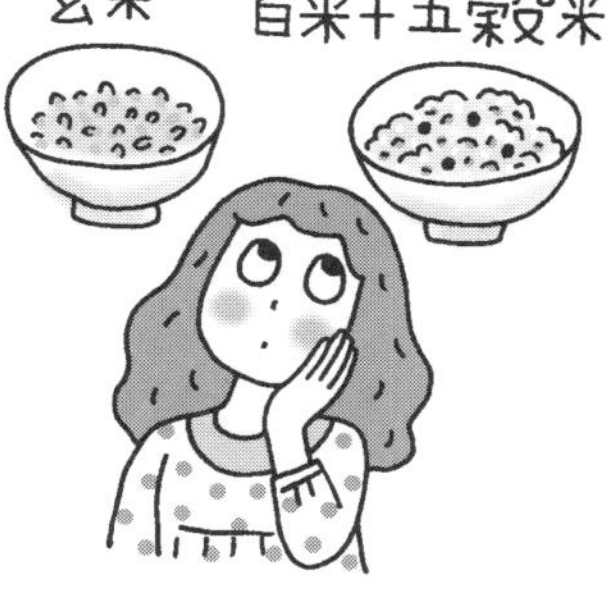

噛むほどに甘みを感じる白米は、それだけで糖質が多いことがわかります。白米は、精米し胚芽や糠層を取り除いたことで口当たりがよくなりますが、食物繊維やタンパク質、ビタミンB_1、カリウムなどの多くの栄養素をそぎ落として血糖値を上げやすくしています。主食は、食物繊維や多くの栄養素がとれる玄米にすることで血糖値を上げにくくしましょう。どうしても白米がいい人は、白米に五穀米を足して炊くのがおすすめです。

こうして食べれば血糖値は上がらない！

中華料理を食べるときの8カ条

その1
紹興酒にザラメは厳禁。飲み物はウーロン茶・プーアル茶を

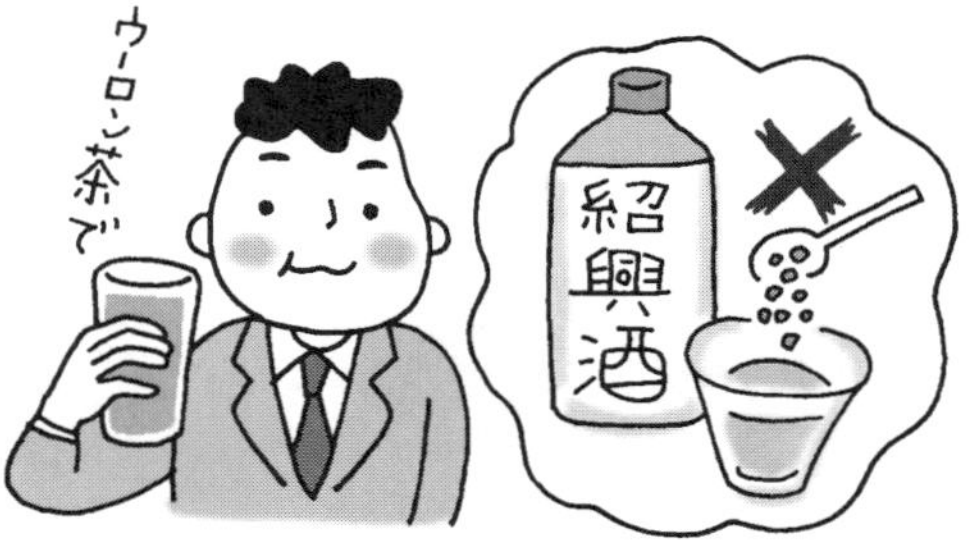

中華料理を食べるときには、いつものビールではなく紹興酒を飲みたくなる人も多いと思います。私はお酒についてはあまり制限しませんが、実はこの紹興酒には約100㎖中5.1ｇの糖質が含まれており、ビールよりも多少多いのが事実。糖質はブドウ糖となり血糖値を上げる原因になりますし、ザラメを入れて飲むなどもってのほか。できるならば、ウーロン茶やプーアル茶など、脂質の吸収も抑えてくれるお茶類がいいでしょう。

その2
前菜は糖質の少ない葉物野菜やピータンをゆっくりと食べる

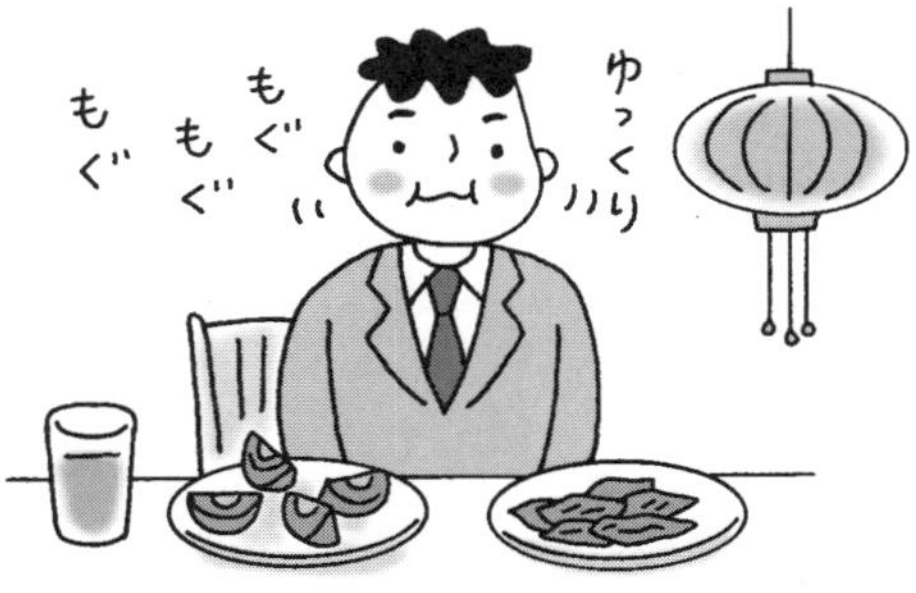

メイン料理の食べすぎや血糖値の急上昇を防ぐためにも、前菜選びは大切です。中華料理では、いわゆるサラダを置いていないところもあります。そこでおすすめなのが、空芯菜やチンゲン菜などのシンプルな炒め物。食物繊維と油が食べ物の消化をゆっくりさせるので血糖値の急上昇を防ぎます。また中華料理の前菜で有名なピータンは、糖質を含まないのでこれもおすすめです。

その3 メイン料理を選ぶときは、しょうゆ・味噌・ソース、とろみに注意

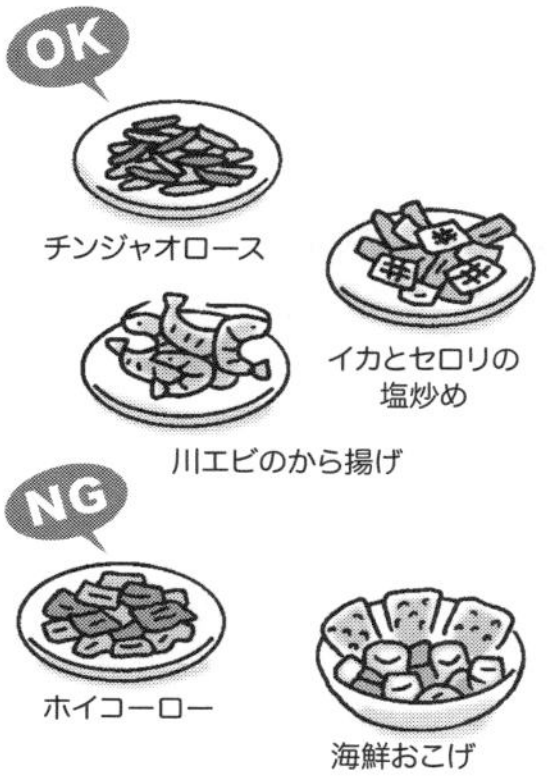
OK
チンジャオロース
イカとセロリの塩炒め
川エビのから揚げ
NG
ホイコーロー
海鮮おこげ

中華のメインとなる肉類やイカやエビといった魚介類には、糖質はあまり多く含まれていません。気をつけなければならないのは味つけだけです。しょうゆ・味噌・ソース類には糖質が意外と多く含まれています。片栗粉でとろみがつけられた料理も注意が必要です。片栗粉はジャガイモなどのでんぷんを精製して作られたもので、100ｇ中81.6ｇが糖質。しょうゆ、味噌、ソースもそれぞれ100ｇ中に7.1ｇ、36.7ｇ、28.1ｇ含まれています。

その4 一口に20回は噛み、そのつど箸をテーブルに置く

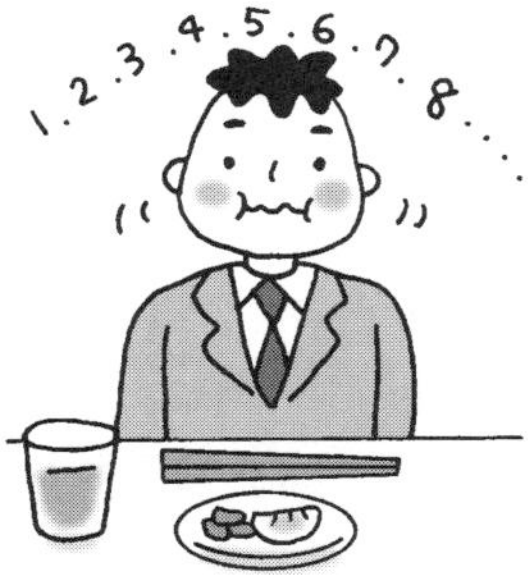

食べすぎを抑えるうえでいちばん効率がいいのが、満腹感をより早く得ること。そのためにぜひ癖をつけていただきたいのが「よく噛むこと」です。一口に20回は噛むよう心がけてください。どうしても20回噛む前に飲み込んでしまう場合は、そのつど箸をテーブルに置くといいでしょう。箸を持ったままだと、ついつい飲み込む前に手が伸びてしまうことがありますが、箸を置くことでこれを防ぐことができます。

その5 トウガラシやしょうがのきいた料理が燃焼を高める

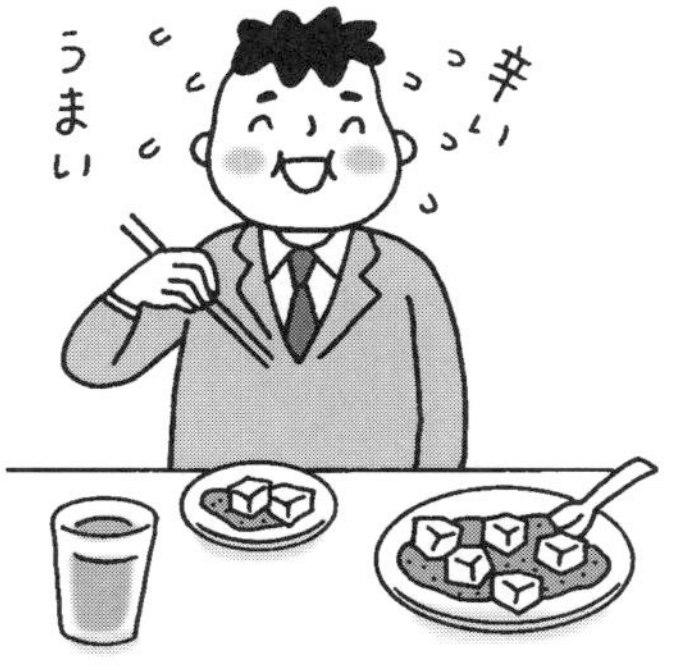

トウガラシの辛み成分であるカプサイシンや、しょうがの香り成分であるジンゲロールは体を温めて、血行を促進する効果があります。血行がよくなるとエネルギー代謝が高まるため、脂肪の燃焼につながります。血糖値の上昇を抑えるインスリンは太っている人よりやせている人のほうが効き目がいいことがわかっています。麻婆豆腐やピリ辛炒めなどをメイン料理に加えましょう。

その6 テーブルに置かれている酢をうまく利用する

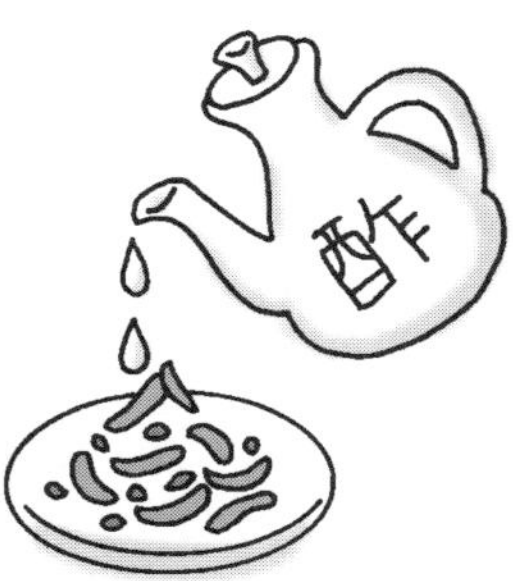

中華料理を食べに行くと、テーブルの上に酢が置かれていることがあります。これを使わない手はありません。酢は中性脂肪を分解してエネルギーとして燃やしたり、糖などの腸からの吸収を遅らせたりする効果があります。糖の吸収がおだやかになれば、血糖値の上昇もゆるやかになり、インスリンを出しすぎることもなくなるでしょう。また、酢をかけることで料理の油が流れて、よりヘルシーに食べることができます。

その7 チャーハンやめん類だけでなく、点心の皮にも気をつける

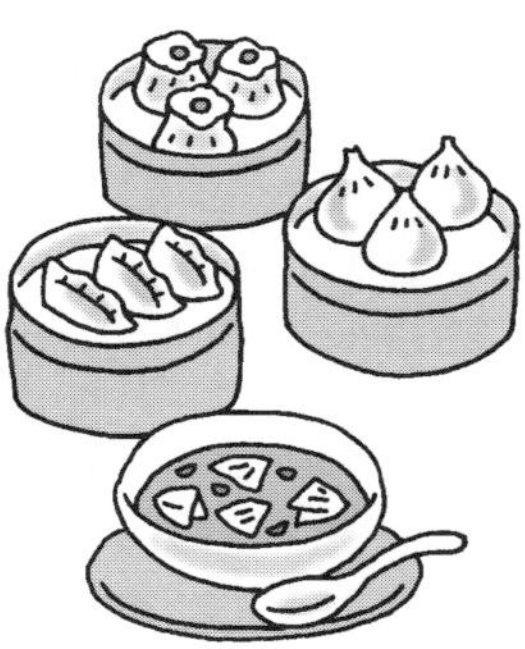

糖質が血糖値を上げてしまうことは、皆さんもうおわかりのはず。中華料理を食べる場合はチャーハンやめん類を避けることでしょう。しかし、実はもう一つ気をつけていただきたいのが点心です。シュウマイ、小籠包、肉まん、餃子などの皮は小麦粉から作られています。一つ一つが小さいのでついつい食べすぎてしまいがちですが、血糖値を上げる原因になります。ワンタンスープなどにも気をつけましょう。

その8 中華料理のデザートは危険がいっぱい

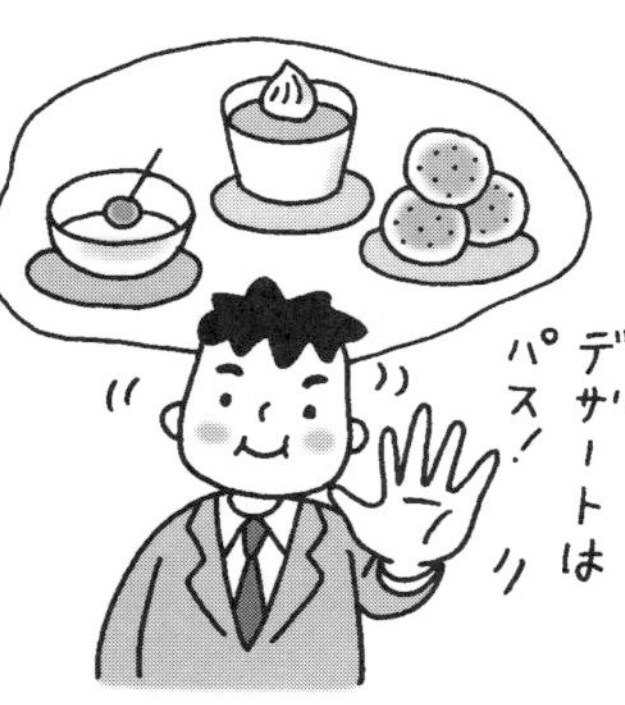

中華料理のデザートといえば、ごま団子、マンゴープリンですが、これらはどちらも糖質がたっぷり。他のデザートに比べ、カロリーが低いといわれる杏仁豆腐も実際には糖質が多く、シロップやフルーツが加わればその量はさらに多くなります。料理で低糖質のものを選んでもデザートを食べてしまえば意味がなくなってしまうので、ここはぐっとがまんしてデザートは食べないようにするのが賢明です。

人気の イタリアン を食べるときの8カ条

その1
イタリアンはコースにしないことが第一条件

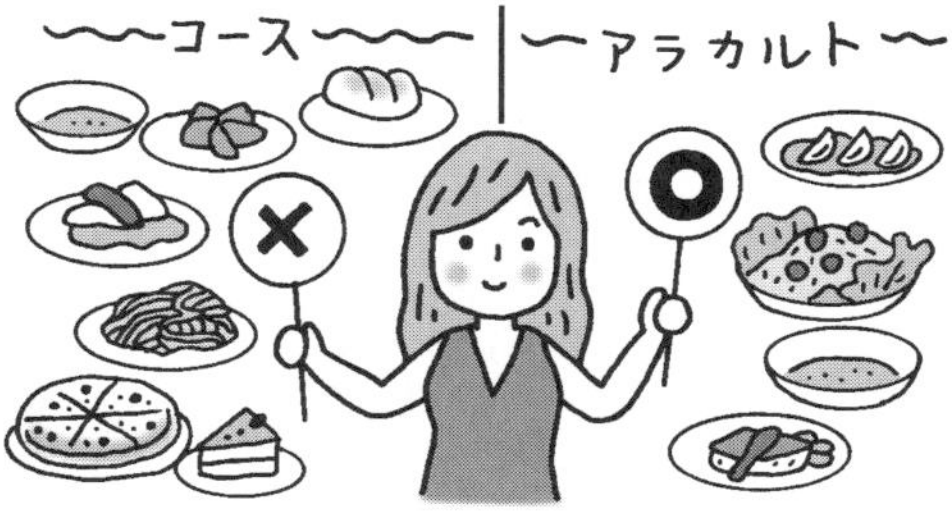

日本でも人気のあるイタリア料理。コースを頼んだことがある人はわかると思いますが、前菜から始まり、サラダ、魚や肉料理、パスタ、デザートまで食べきるとかなり満腹になります。中にはパスタとピザ、両方がコースに入っていることもあり、糖質をとりすぎる原因になります。イタリアンを食べる場合にはコースにしないで、一品ずつ注文（アラカルト）できるお店を選ぶことが第一条件。このときも葉物野菜や肉・魚類を多くとり、炭水化物は控えましょう。

その2
前菜はサラダかマリネを頼み、血糖値の上昇を抑える

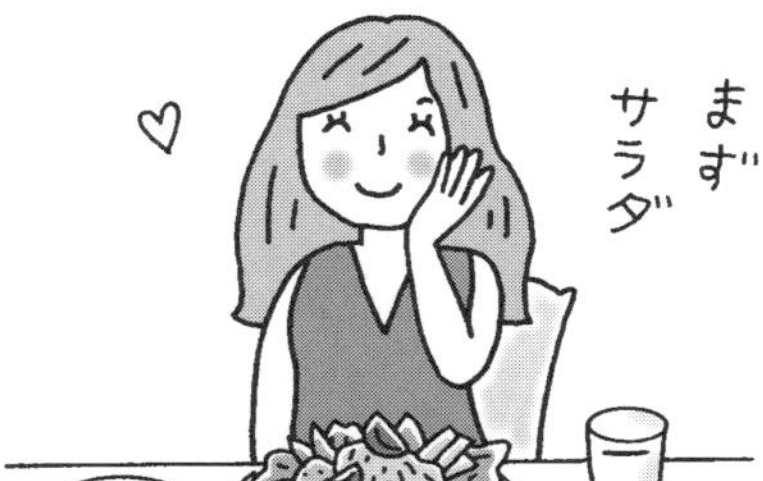

前菜にはチーズや生ハムといったメニューがありますが、私がおすすめするのはサラダかマリネです。サラダの食物繊維とマリネのお酢は、どちらも食べたものの消化吸収を遅らせる働きがあるので、パスタやピザの前に食べておくのがいいでしょう。サラダは葉物野菜を中心としたグリーンサラダを、マリネで魚を食べれば、メイン料理でお肉を食べることができるので食事のバリエーションを楽しめます。

その3 付け合わせのパンは1つだけ。オリーブオイルをつけて

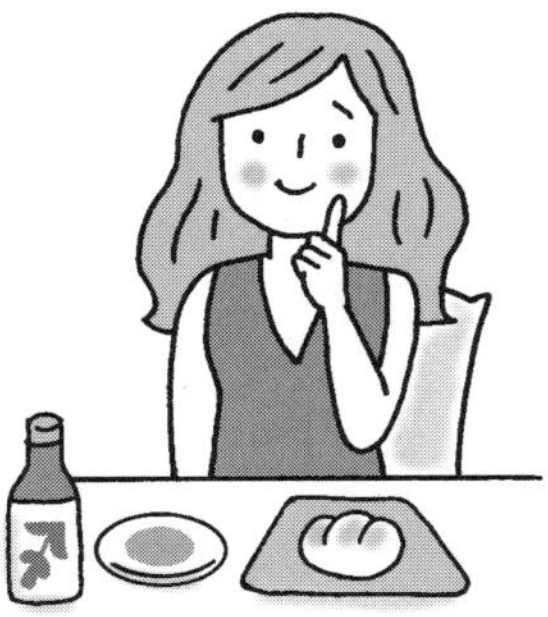

食事の口直しや皿についたソースをとるために、イタリアンのお店では必ずといっていいほどパンが出てきます。これもついつい手が出てしまいがちですが、パンは糖質で血糖値を上げる元凶。サービスで出してくれるお店もありますが、できるようであれば断りましょう。どうしても食べたい場合は1つだけと心得て、オリーブオイルをつけて食べましょう。そのまま食べるより血糖値の上昇を抑えることができます。

その4 スープを頼んで満腹感を出す

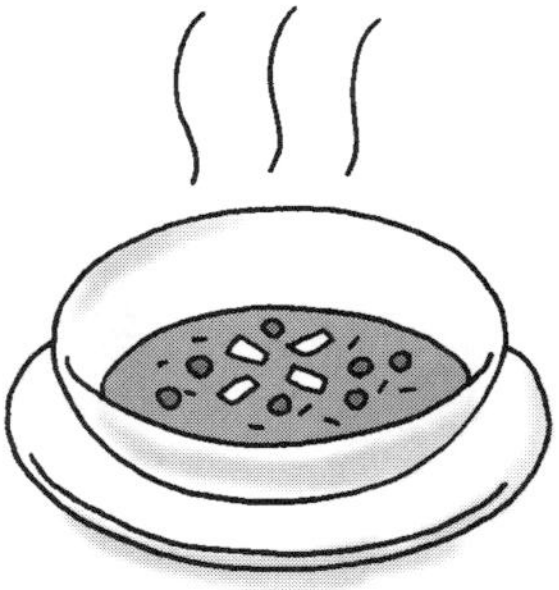

メイン料理に移る前にスープを1品頼みましょう。イタリアンでスープといえばミネストローネが有名ですが、その多くは野菜をたくさん使った具だくさんのスープで満腹感を得るにはぴったりです。ただし、野菜の中には糖質を多く含むジャガイモやショートパスタが入っていることもあるので、注文の際に確認しましょう。もちろん前菜を食べた時点である程度の満腹感が得られていれば、無理に頼む必要はありません。

その5 ピザは生地の薄い物を。パスタはトマトソース系かペペロンチーノ

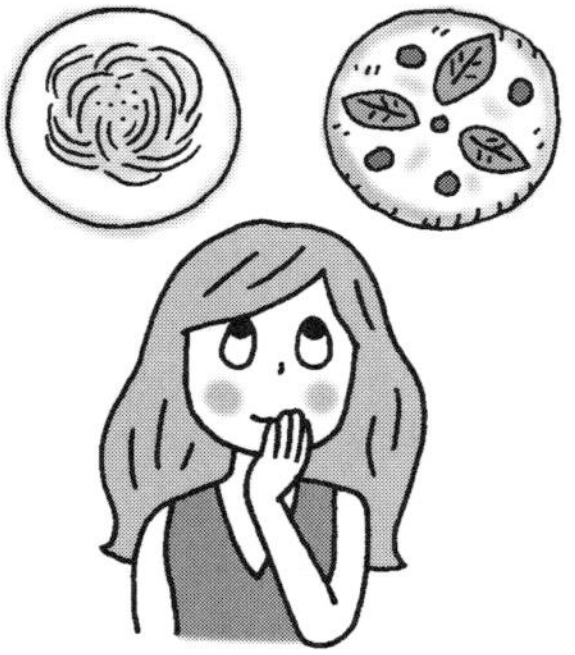

イタリアンを食べに行ったら、ピザかパスタは食べたいですよね。どちらも糖質が多いのでできるならば避けたいところですが、どうしてもという場合には、ピザは生地が薄い物を、パスタは野菜が多く入っているトマトソース系かペペロンチーノを選びましょう。ピザ生地は薄いもののほうが糖質は少なく、トマトの食物繊維、ペペロンチーノのトウガラシが糖の吸収をおだやかにし、燃焼サイクルを刺激するからです。

その6 ワインならば、糖質が少なく ポリフェノールを含む赤を

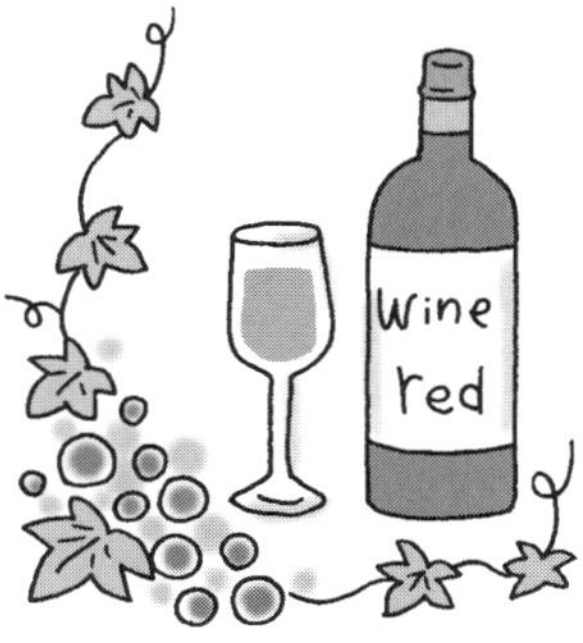

もし料理と一緒にお酒を楽しむのならば、白ワインやロゼよりも赤ワインをおすすめします。赤ワインは他の2つのワインよりも糖質が少なく、また最近話題の「レスベラトロール」を多く含んでいます。レスベラトロールは赤ブドウの果皮に含まれるポリフェノールの一種。人間が持っている長寿遺伝子のスイッチをオンにして内臓脂肪がたまるのを防ぎ、糖尿病などのリスクを減らすことがわかっています。

その7 果糖は砂糖よりも 吸収されやすく、 血糖値を上げやすい

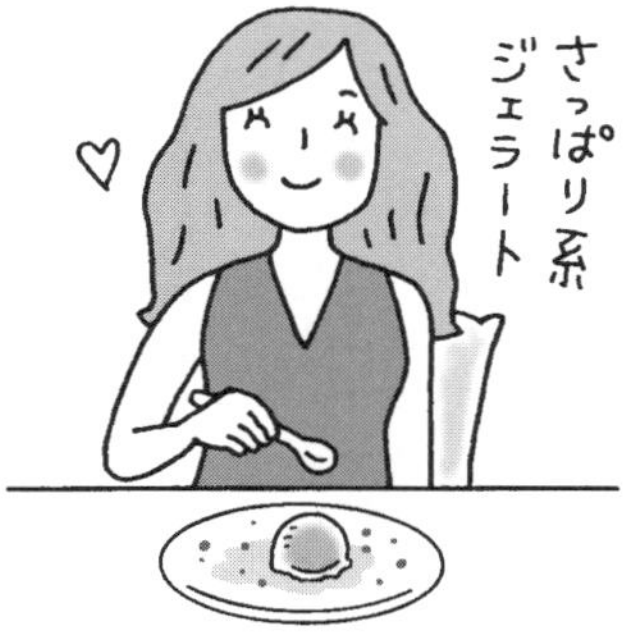

イタリアンにドルチェ（デザート）はつきものです。しかし、ケーキやティラミスにはふんだんに砂糖が使われていますし、果物に含まれる糖分は吸収が早く、血糖値の急上昇を招くことがあります。油分が血糖値の上昇を抑えることを考えればまだケーキのほうがいいかもしれませんが、どうしても食べたいときはわずかですが糖質の少ないジェラートを。

その8 食後のコーヒー・ 紅茶には砂糖は 入れない

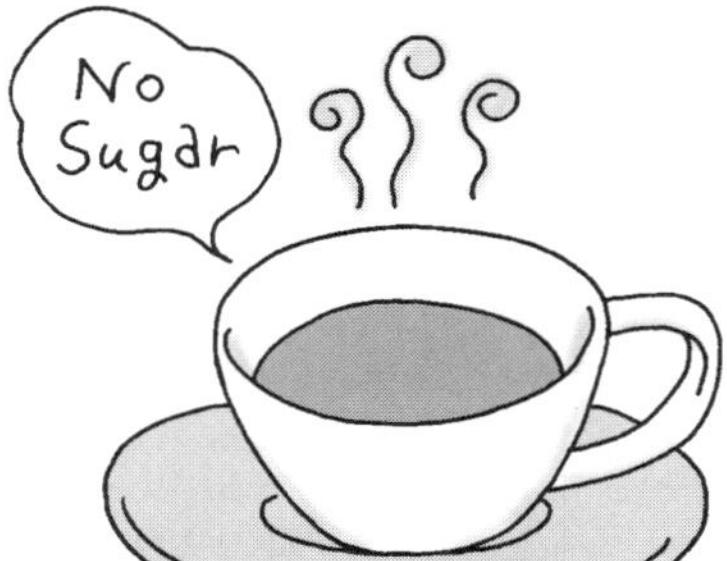

ドルチェと一緒に紅茶やコーヒーをいただくのも、イタリアンの流れでしょう。口の中がさっぱりして口直しにぴったりなのですが、ここに砂糖を入れてしまっては血糖値を上げる原因になります。コーヒーや紅茶には砂糖を入れず、ブラックかストレートで飲むようにしましょう。紅茶の場合のレモン、ミルクは入れてもかまいません。

大好きな丼物 牛丼 を食べるときの8カ条

その1 並盛りでもお腹いっぱいに。大盛り・特盛りは頼まない！

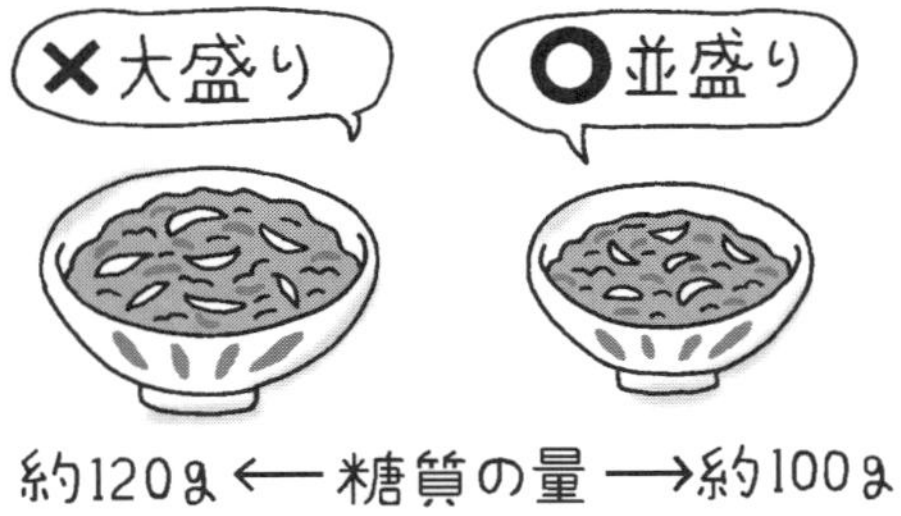

並盛りで満腹感を得られない人の多くは、大食いである以上に早食いであることが多いと思います。私が某牛丼チェーンを調査した結果では、一番早い人は1分半で牛丼を食べていました。食べるというより、飲んでいたと言ったほうがいいかもしれません。しかし、この8カ条を守れば並盛りでも十分お腹いっぱいになるはずです。大盛り以上でないとお腹がいっぱいにならないという人でも、まずは並盛りに挑戦してみましょう。

その2 牛丼つゆには砂糖としょうゆがたくさん。つゆだくは太るもと

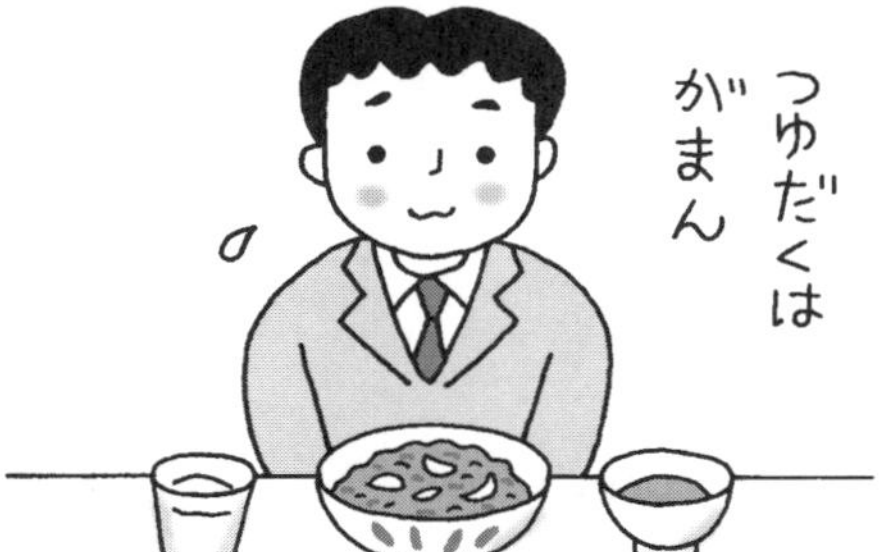

せっかく並盛りを頼んでも、つゆだくにしては意味がありません。中華料理のところでも紹介しましたが、実はしょうゆはマヨネーズ以上に糖質を含んでいます（100g中にしょうゆは7.1g、マヨネーズは3.0gの糖質を含む）。つゆには砂糖もみりんも使われているでしょうから、つゆだく、またその上をゆく“だくだく”は血糖値を上昇させる原因の一つになります。頼まないようにしましょう。

その3 サイドメニューも注文。まずはサラダから食べる

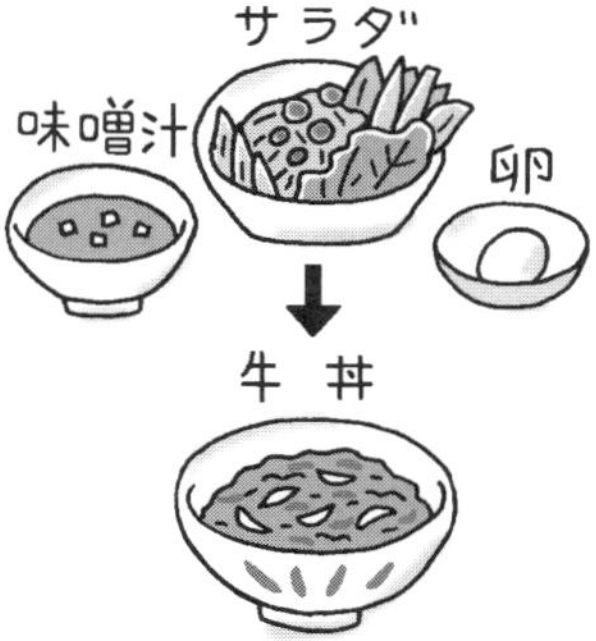

注文時にもう一つ気をつけていただきたいのが、サイドメニューを頼むこと。サラダ、味噌汁、卵を注文しましょう。それらを食べることで、牛丼単体を食べたときよりも血糖値の上昇を抑えることができます。まずはサラダを少し食べて、そのあと牛丼を食べるようにしましょう。味噌汁の具も流し込まずに、しっかり噛んで食べてください。

その4 牛肉とタマネギは20回噛んで食べる

牛丼の具はもちろん牛肉とタマネギです。甘辛く煮てある具はおいしいですが、それをじっくり味わうためにも、そして満腹感をより得るためにも20回数えてから飲み込むようにしましょう。牛肉の主成分はタンパク質ですが、このタンパク質も食物繊維と同様、お米よりも先に食べておくと、糖の吸収がおだやかになります。

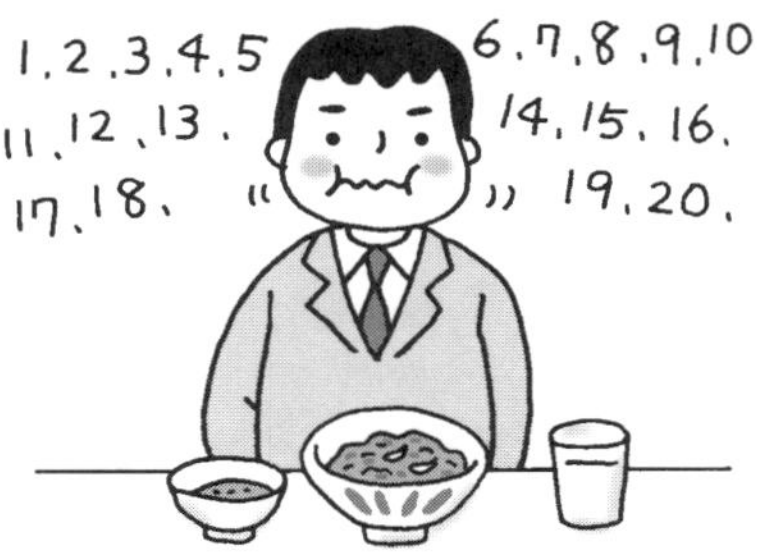

その5 ごはんは、食事を開始して2分後から食べる

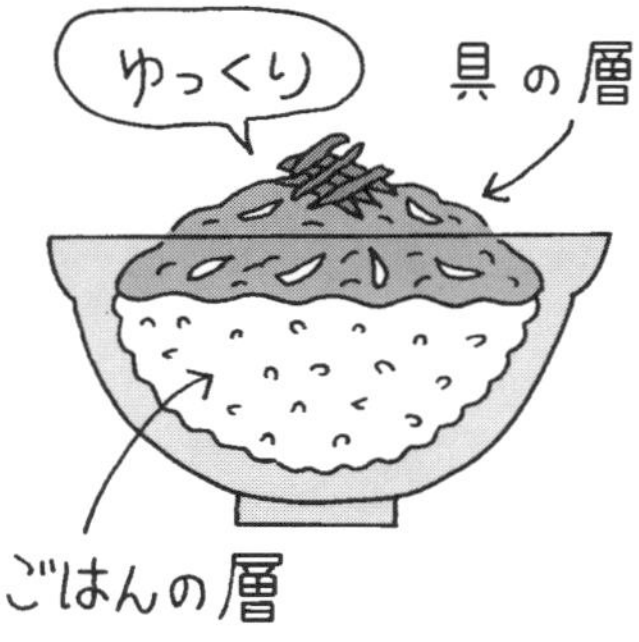

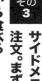

牛丼を頼んだらすぐにがっつきたいところなのですが、ごはんを食べるのは食事を始めてから2分後にしましょう。「そんなに待てない！」という人もいるかもしれませんが、8カ条のうちの「その3」「その4」を実践しているとちょうどいいころ合いで2分がたつはずです。また、2分後にごはんを食べたとしても牛丼の具と同じように20回は噛むことを心がけましょう。いつも5分で食べているところを10分にできれば上出来です。

その6 牛丼に生卵、もしくは半熟卵をかけて食べる

ついつい早食いになってしまう人にさらにおすすめなのが卵です。糖質はそのまま食べるよりも食物繊維やタンパク質と一緒にとったほうが糖の吸収がおだやかになります。卵もその一つ。卵を割ってとくという作業が加わればさらに食事に時間をかけることができ、また牛丼、サラダ、味噌汁に加え卵を食べることで、糖質とタンパク質と脂質のバランスがより整った食事になります。

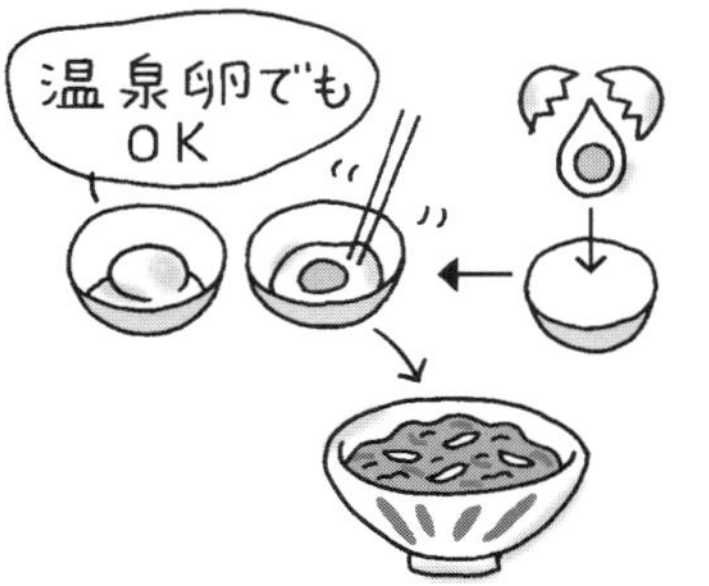

その7 自由に使える紅しょうが、七味を利用する

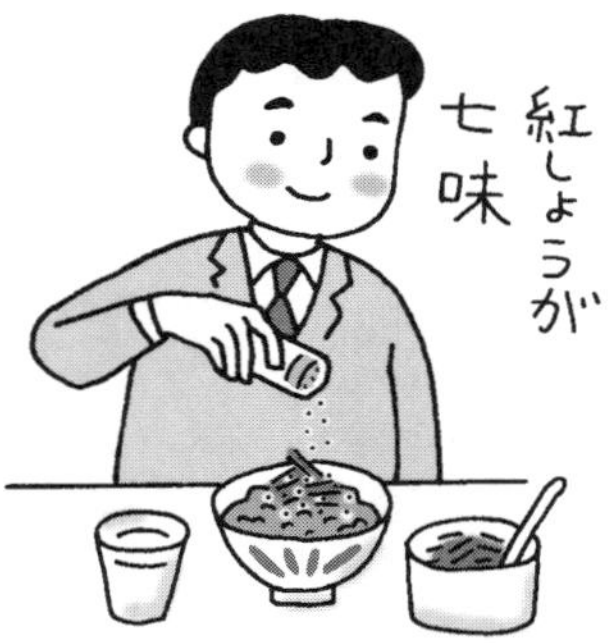

満腹感は食べ物を噛むことにより、満腹中枢を刺激されて高まることがわかっていますが、それと同時に食事の満足感、充足感を得ることも満腹感につながると私は考えています。紅しょうがや七味により味にバリエーションを加えることはこの満足感につながりますし、前から言っているように、しょうがとトウガラシは体を温めエネルギーの燃焼にもなります。これらを自由に使えるチェーン店も多くありますので、ぜひ利用しましょう。

その8 ごはんの1/5を残してごちそうさまを

作ってくれた方には申し訳ないのですが、ごはんの1/5は残すようにしましょう。牛丼並盛りの糖質の量は約100g。これは牛丼全体の量なのでごはんを残すことで約20gの糖質を減らすことができます。糖質1gで血糖値は3mg/dℓ上がりますから、20gの差は大きいのではないでしょうか。食べる前に1/5のごはんを別の皿に移しておくのもいいですね。

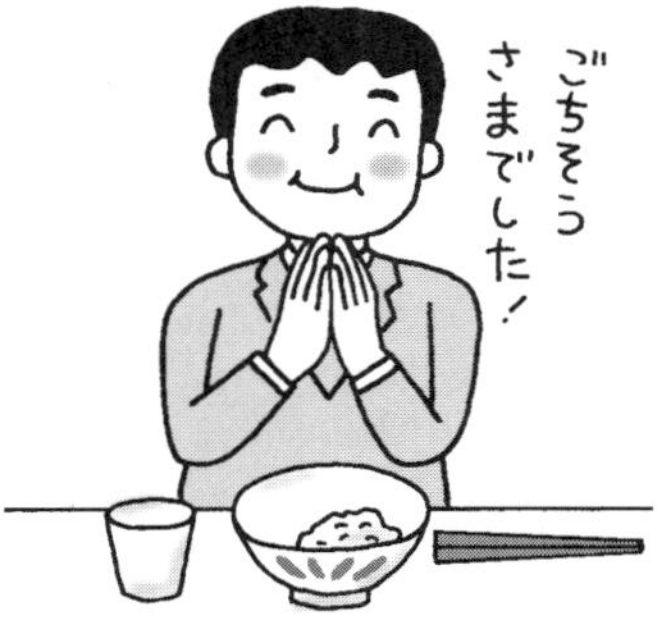

ついつい食べたくなる ラーメンを食べるときの8カ条

その1 餃子・ライスを一緒に注文しない

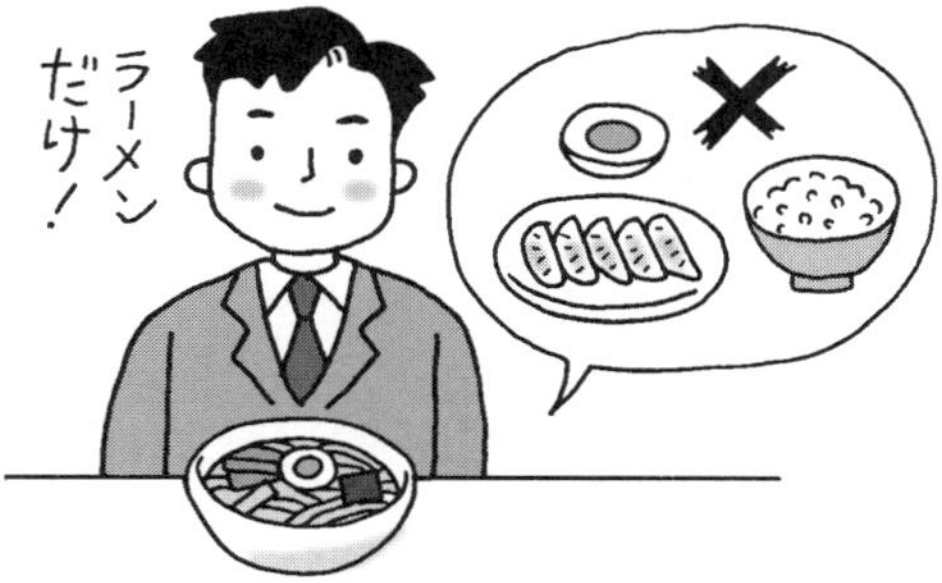

ただでさえ糖質の量が多いラーメン。それに加え、塩分も油分も多く糖尿病や高血糖の方にはあまりおすすめできませんが、それでもどうしても食べたい場合には、ラーメンだけを頼みましょう。糖質の多い餃子とライスは禁物です。しょうゆ、味噌、塩、とんこつなどありますが、これはどうせ食べるのであれば好きなものを食べてください。ただ、とんこつラーメンは細麺の上にトッピングが少ないので、早食いに気をつけて。

その2 野菜がたくさん入っているものを選ぶ

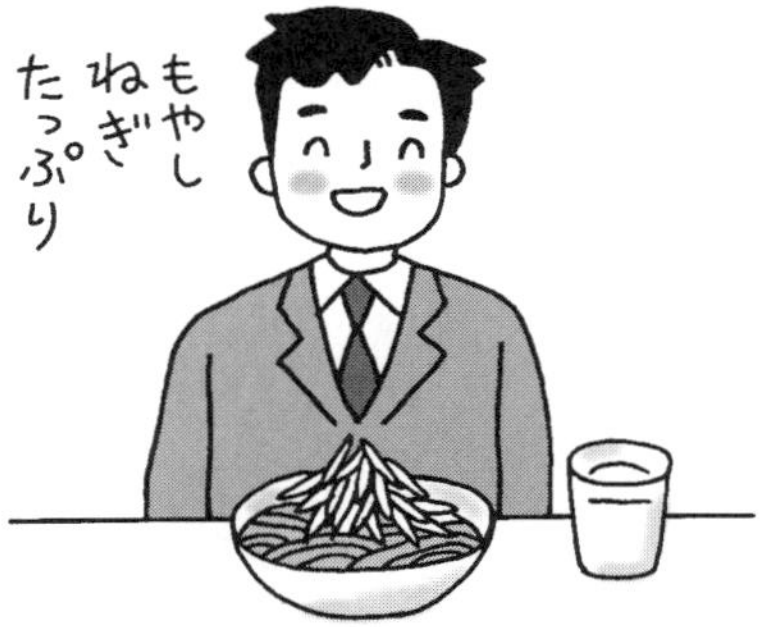

チャーシューメンよりは、ねぎラーメンや野菜がたくさん入っているタンメンなどを食べるようにしましょう。繰り返しになりますが、食物繊維は糖質の消化・吸収をゆっくりにして、血糖値の上昇をおだやかにします。もともとあまり入っていない場合にはトッピングしましょう。トッピングに野菜がない場合には、ラーメンを食べる前に家で食べておくくらいの気持ちで。

その3 マイオリーブオイルを持参する

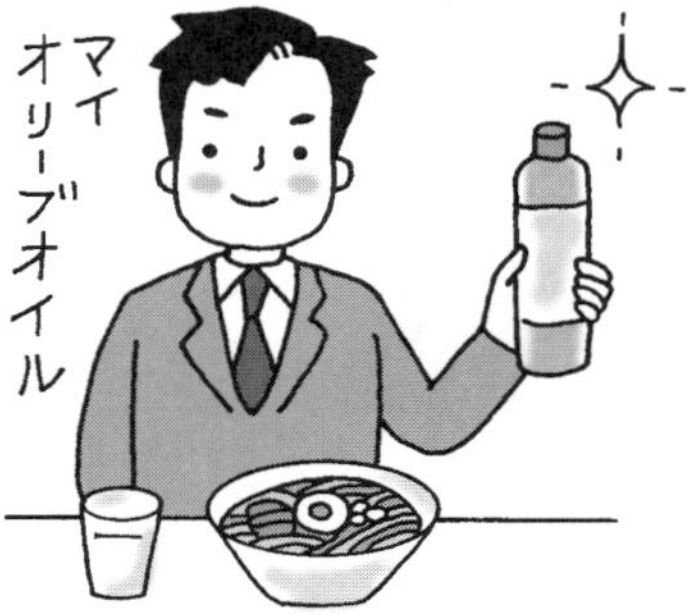

オリーブオイルが糖質の吸収を抑えるのは回転寿司屋のところでも前述したとおり。さすがにラーメン屋にオリーブオイルはないと思うのでマイ箸ならぬ「マイオリーブオイル」を持参し、食べる前に少量たらしましょう。実はこれは、鹿児島のとあるお店にあったオリーブラーメンにヒントを得たものでもあります。そのため、おいしさは保証済み。新しいラーメンの楽しみ方にもなるでしょう。

その4 注文時、めんは固めに。よく噛んで満腹感を出す

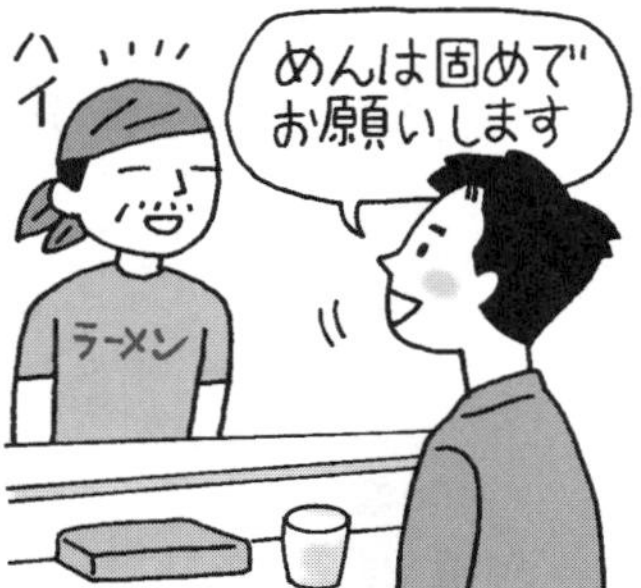

うどんとは違い、そばやラーメンといった細いめん類は、よく噛まずに飲み込んでしまう人が多いように感じます。よく噛んでゆっくり食べることで満腹感は得られ、満腹感を得ることで食べすぎを抑えることができ、それは血糖値の上昇をゆるやかにすることにつながります。ラーメンを注文するときは「めん固め」で注文し、よく噛んでゆっくり食べましょう。固めにゆでておけば、ゆっくり食べてものびる心配がありません。

その5 まずはわかめ、もやし、メンマから食べる

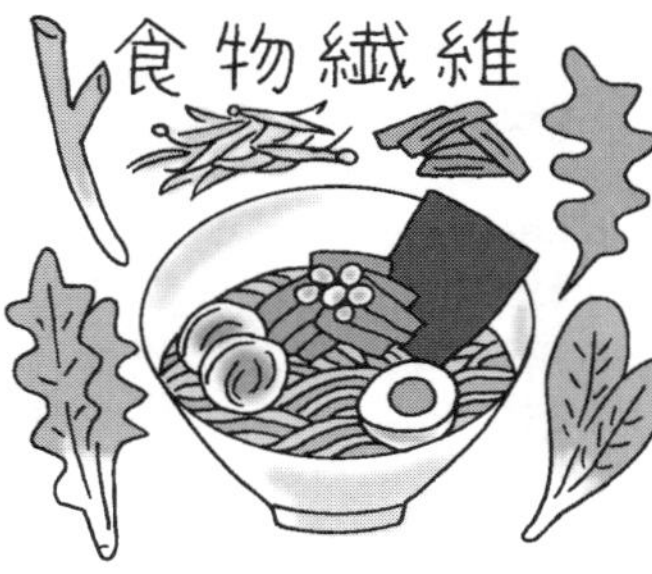

昔ながらのしょうゆラーメンには、わかめ、もやし、メンマが必ずといっていいほど入っていたものです。ラーメンを食べるなら、まずはこうした食物繊維を含む具材から食べましょう。家でラーメンを作る場合にも、この3つの具材を加えるのがおすすめです。もしこれらが家にないときでも、ねぎをたっぷり入れたり、ほうれんそうやチンゲン菜といった葉物野菜を入れたりしましょう。

その6 次に卵やチャーシューもゆっくり噛んで食べる

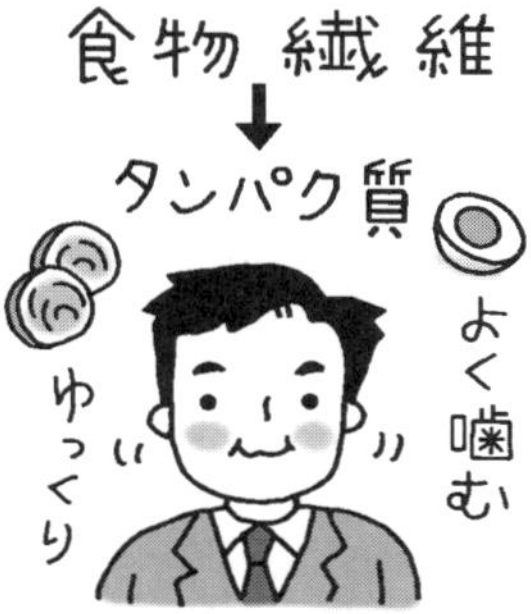

野菜で食物繊維をとったら、次はタンパク質でお腹をふくらませましょう。食物繊維・タンパク質・糖質はバランスよく食べるのが基本。ただし、血糖値の高い人は炭水化物の量を減らすことが重要です。卵やチャーシューはタンパク質が多く、糖質はほとんど含みません。これらをゆっくり噛んで食べることで満腹感を得ることができますが、チャーシューは砂糖を含むタレで煮込んでいることがあるのでトッピング追加は避けましょう。

その7 めんは2分後からゆっくり食べ、スープを半分は残すこと！

牛丼同様、糖質であるめんを食べるのは、食べ始めてから2分後にしましょう。それまでは具材をよく噛んでゆっくり食べること。もちろん、めんもよく噛んで食べてください。めんがひたっているスープの完食は厳禁です。たとえ血糖値が高くない人でも、肥満、高血圧、コレステロール上昇の原因になりかねません。スープは味わう程度にして、半分以上は残すようにしましょう。

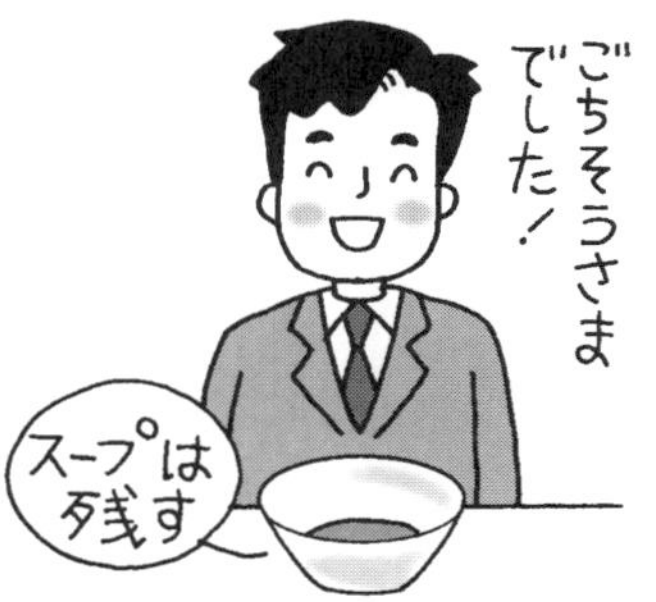

その8 家では糸こんにゃくやエノキダケをめんとして使おう

家でラーメンを食べるならば、糸こんにゃくやエノキダケをめんとして利用しましょう。乾めんや生めんなどラーメンのめんにもいろいろなタイプがありますが、家で作る場合、めんは半分だけ使い、もう半分は糸こんにゃくやエノキダケで代用してみてください。どちらも低糖質なうえに低カロリー。さらに食物繊維が豊富と、高血糖の人にはぴったりな食材です。一緒にゆでて、よく噛んで食べましょう。

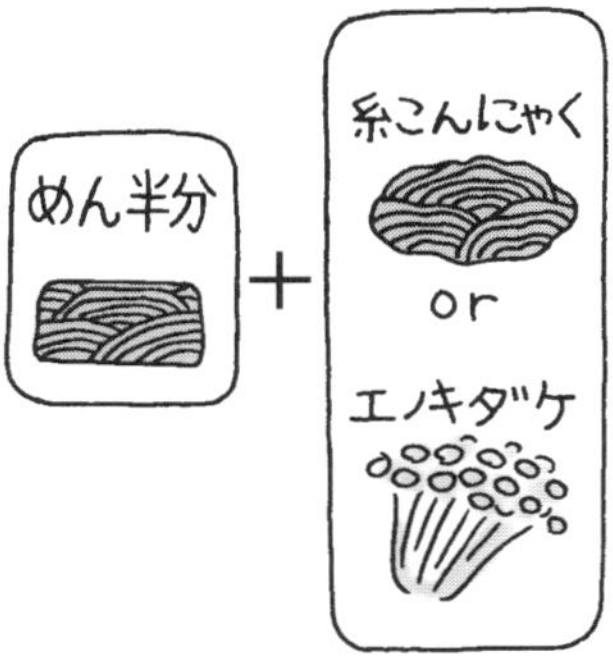

高い血糖値も食べ方ひとつで下がる。食べすぎ、飲みすぎによる血糖値上昇は、燃焼サイクルが決め手の〈低糖質のリセット食〉で下げる！

ときにはごちそうもOK。翌日は低糖質の食事でリセットする

「いけないい」と思いつつ食べすぎたり、飲みすぎたりしてしまうことはありませんか。そんな日の翌日は、血糖値を測ってみてがっくりすることでしょう。しかし会社の飲み会や友人との会食などでは断れないこともありますし、自分だけ別メニューを頼むというのも難しいと思います。

毎日が飲み会という人は別ですが、私は特別な日くらいはあまり制限せずに食事を楽しむのがいいと思っています。そのかわり、会食を思う存分楽しんだ次の日からは、〈低糖質のリセット食〉を食べるようにしましょう。〈低糖質のリセット食〉を成功させるポイントは、糖質を含む食材を極力食べないことと、燃焼サイクルを上げることです。

今回ご紹介するのはその一例ですが、朝食はしょうが紅茶と無糖のヨーグルトを食べます。朝の胃腸はまだ目覚めていないので軽めにするのがポイント。体を温めるしょうがを紅茶に足して飲めば、血行がよくなって体も自然と目覚めていきます。

お昼は野菜たっぷりのうどんです。「よく噛む」ことを重視するならば、細いそばよりもうど

んのほうがおすすめ。さらに野菜は一緒に煮るよりもさっと炒めたほうが歯ごたえが残ります。そこに七味をかけて燃焼サイクルをさらに上げましょう。

夜は薬物野菜を中心としたキムチ鍋です。キムチにも七味同様トウガラシが使われています。よく噛んで食べましょう。ただし、ごはんやうどんなどの「シメ」は厳禁。ぐっとこらえてくださいね。

朝 寝起きの体を温める
〔しょうが紅茶〕と〔無糖ヨーグルト〕

作り方
ティーカップ1杯分の紅茶を作り、すりおろしたしょうがをまぜて飲む。無糖ヨーグルトにしょうがを足してもよい。量はティースプーンで1杯程度。

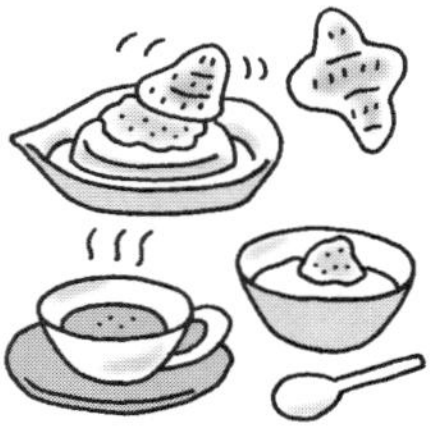

昼 炒めることで噛む回数がふえる
〔ピリ辛野菜炒めうどん〕

作り方
もやし、ニラ、キャベツ、にんじん、キクラゲなどお好みの野菜を歯ごたえが残るようにさっと炒めてうどんの上にのせ、七味を振って食べる。うどんの量を半玉にすれば、さらに糖質をカットできる。

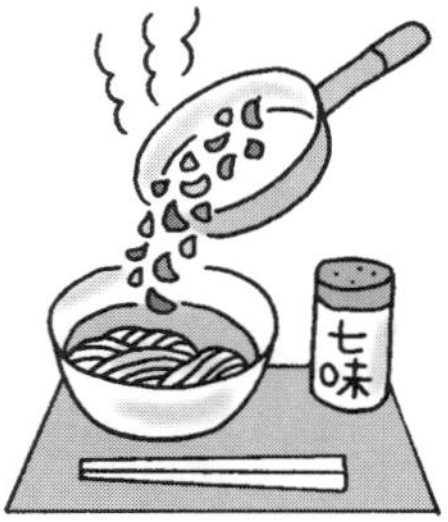

夜 **〔低糖質キムチ鍋〕**はキムチ鍋の素を使わないことがポイント

作り方
市販のキムチ鍋の素は糖質を多く含んでいる。1人100gを目安にダシ汁にキムチを入れて味をととのえ、白菜やきのこ類、ねぎ、豚肉を加える。シメのうどんや雑炊は血糖値上昇のもとになるのでNG。

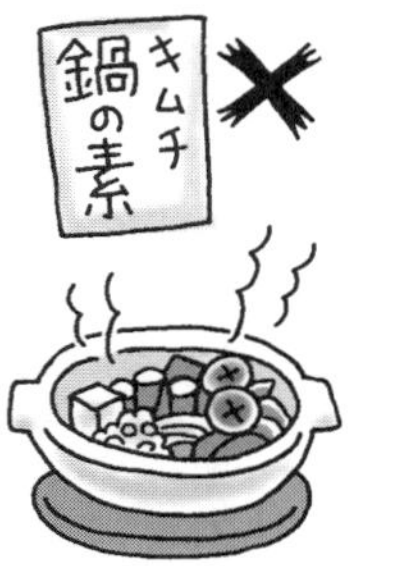

肥満の原因にもなるこんな食べ方は危険！ 中年男女にありがちな食事のNG例に糖質カットのメスを入れる！

12:00　　7:00

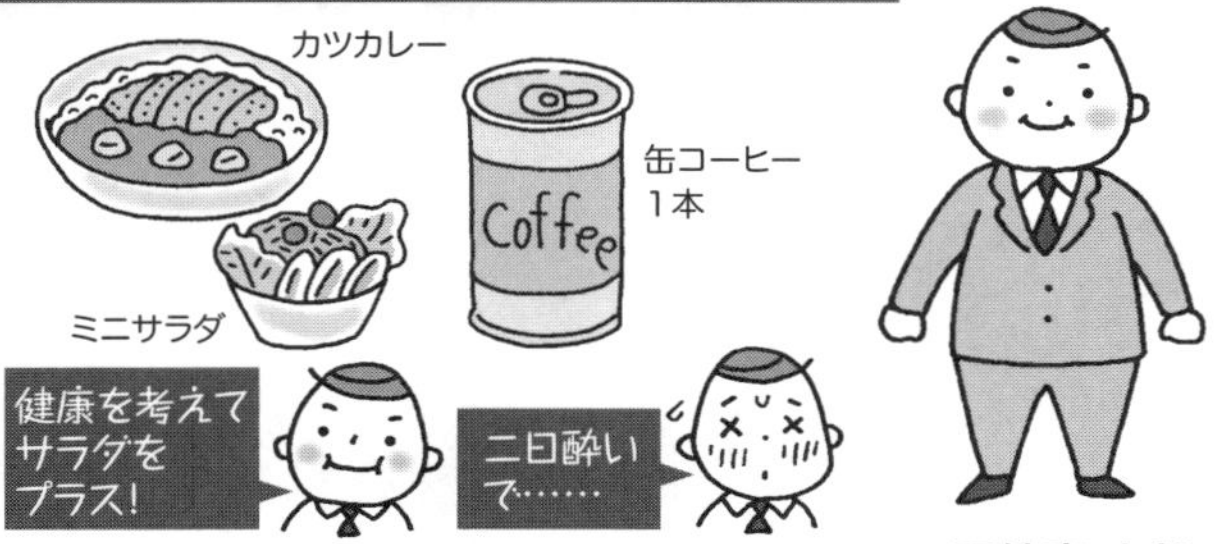

カツカレー
ミニサラダ
缶コーヒー
1本
Coffee
健康を考えて
サラダを
プラス！
二日酔い
で……

不健康 太郎
（52才）

仕事
営業

お肉と
ビールが
大好物

ドクター栗原のコメント

カレーは糖質だらけ。カツカレーではなくカツ定食にして付け合わせのキャベツをしっかり食べましょう。食べるときは味噌汁→キャベツ→カツ→ごはんの順で。

朝ごはん抜きはNG。ミネラルやビタミン、タンパク質などをバランスよくとり入れましょう。どうしても食べられない場合は、缶コーヒーではなく野菜ジュースを。

12:00　　7:00

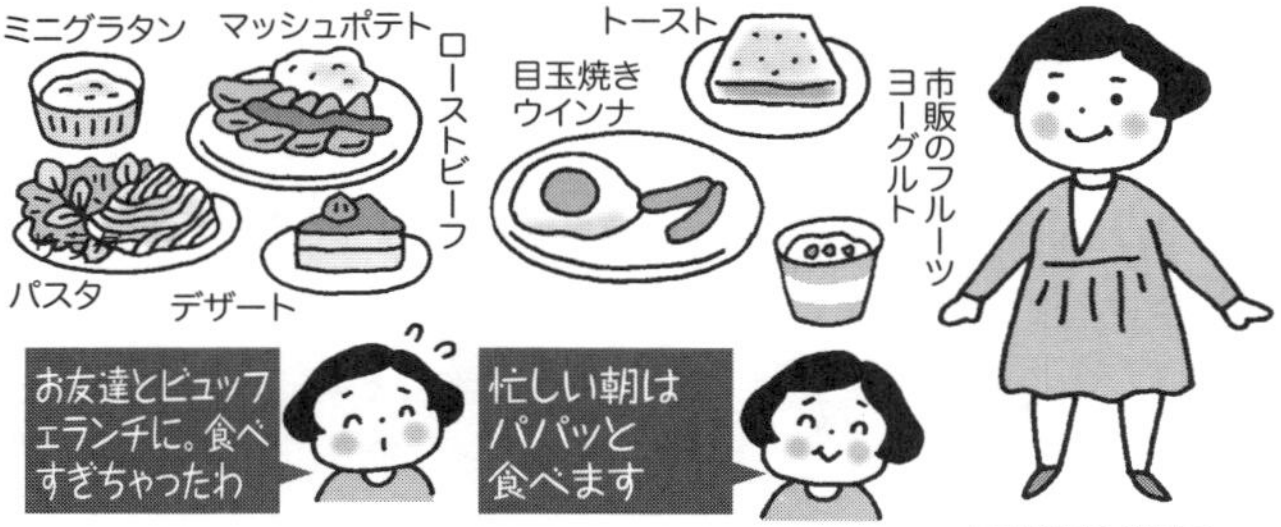

ミニグラタン
マッシュポテト
ローストビーフ
サラダ
パスタ
デザート
トースト
目玉焼き
ウインナ
市販のフルーツヨーグルト
お友達とビュッフェランチに。食べすぎちゃったわ
忙しい朝は
パパッと
食べます

不健康 花子
（48才）

仕事
主婦

甘いもの大好き。
おやつは
欠かせません！

ドクター栗原のコメント

食べ放題のビュッフェランチは、時間制限もあるためにたくさんの量を短時間で食べてしまいがち。糖質を含む炭水化物やデザート類は少なめを心がけましょう。

朝の家事に追われるお母さんに多いのですが、パパッと食べはNG。市販のフルーツヨーグルトは糖質が多いので、プレーンのものを選ぶこと。

16:00

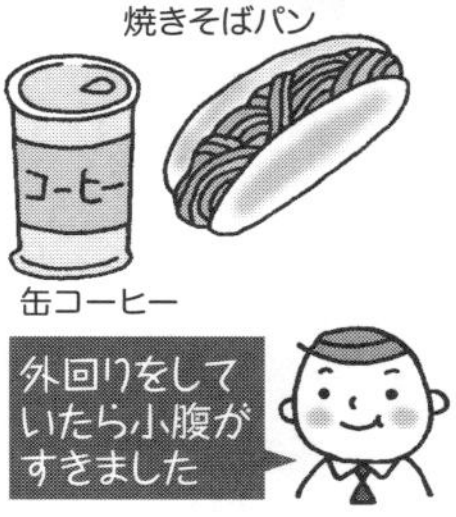

焼きそばパンも糖質のかたまり。どうしてもがまんできなければ、卵パンやツナパンにしましょう。缶コーヒーはもちろん無糖のものを。

18:00

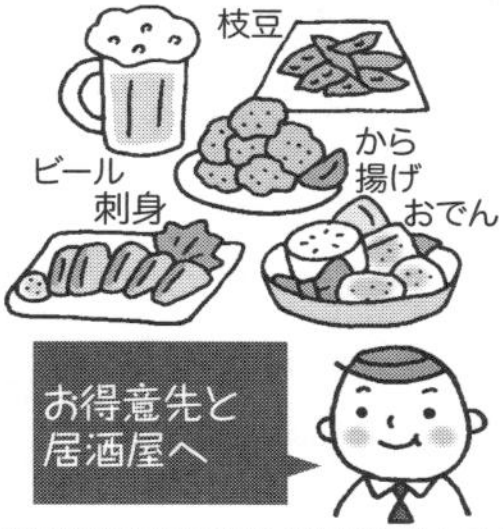

一見ヘルシーに見える枝豆やおでんも、実は糖質がたくさん。枝豆は冷ややっこに、おでんは野菜もとれる鍋に変更すれば糖質カットに。

22:00

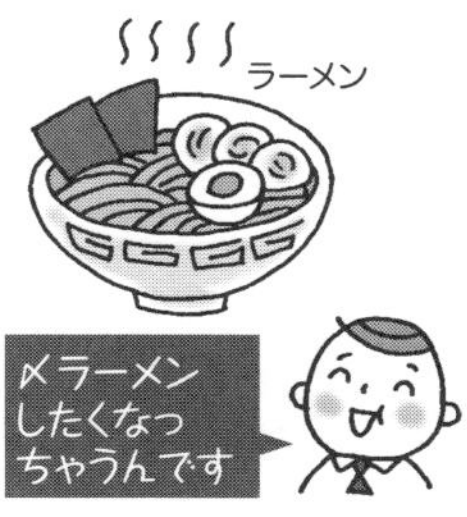

ラーメン
〆ラーメン
したくなっ
ちゃうんです

飲んだあとのラーメンは絶対にNG!　糖質も塩分もカロリーもオーバーになり、太る原因です。心を鬼にしてぐっとがまんを。

15:00

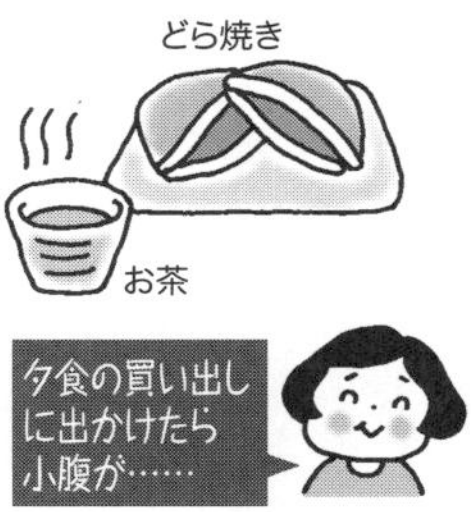

どら焼き
お茶
夕食の買い出し
に出かけたら
小腹が……

ビュッフェの多量短時間食べのせいで、血糖値は急上昇から急降下しておやつが食べたくなります。がまんできないときは、チョコレートをひとかけ口に入れて。

19:00

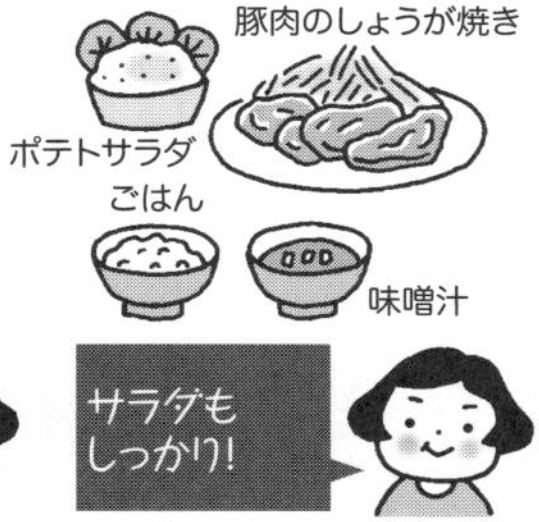

サラダはいいのですが、ポテトサラダは糖質たっぷりのじゃがいもがメイン。グリーンサラダかひじきの煮物に変更すれば食物繊維もビタミンもとれます。

21:00

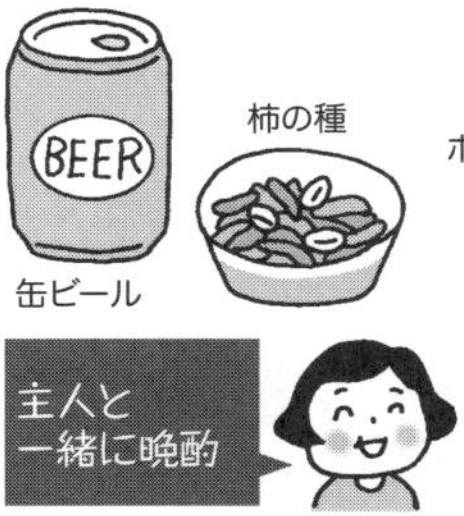

晩酌はいいのですが、花子さんの1日の糖質量を考えると、ビールと柿の種よりも、ワインとチーズのほうがおすすめ。

Column

食事抜きダイエットや厳しすぎるダイエットは逆効果になりやすい

糖尿病にとって肥満は大敵、太めの人はダイエットが必要なこともあるでしょう。

そのとき、朝・昼・夜のうち1食を抜いて、食べる量を減らすという人が少なくありません。しかし、ダイエットのために食事の回数を減らすのは、けっしていいことではありません。逆に体に脂肪がついて太ってしまうという例もあります。

私たちの体は、食事の時間があいてお腹がすくと、蓄えている脂肪をブドウ糖に変えて血液中に放出し、血糖値を常に一定に保っています。ですから、空腹つまり低血糖の時間が長くなると、それに備えて脂肪をなるべく蓄えるように働きます。逆に太ってしまうという結果になるのです。

極端なダイエットをしたときも同様です。1カ月に3kgも体重を減らすと、肝臓に蓄えている中性脂肪が不足してくるものですから、これはいけないと、体じゅうから中性脂肪を集めてきて肝臓に脂肪をため込んでしまい、脂肪肝になることもあるのです。こうした状態を「低栄養性脂肪肝」とか「ダイエット脂肪肝」といいます。

卵ダイエット、こんにゃくダイエット、バナナダイエットなど、一つの食品を中心にした「単品ダイエット」も、しばしば流行します。これも、栄養バランスを乱す結果になり、おすすめできるダイエット法ではありません。

ダイエットをするには、1日3食を規則正しくとるようにして、全体として食べる量を減らし、そのなかで栄養バランスをとるようにしなくてはなりません。

PART 4

ヘモグロビンA1cを下げる！挫折しがちな〈宴会シーズン〉の必勝コツ**「1週間プログラム」**

〈宴会シーズン〉は運動不足と食べすぎで糖尿病が悪化。でも、ちょっとしたワザで血糖値は簡単に下がる！

■食事で気をつけるのは、糖質の量だけでよい

お正月、成人祝い、誕生日、歓送迎会、忘年会など宴会やパーティーがあると、ついついごちそうを食べすぎて、血糖を上げてしまいます。とくに、宴席がつづく年末年始や年度がわりの3月、4月は要注意です。

まず、お正月ですが、お餅やごはんの食べすぎによる「糖質のとりすぎ」です。お餅やごはん、めん類などは、糖質が多く血糖を上げやすい食品です。幸い、正月に食べるおせち料理には、にんじん、れんこん、ごぼう、こんにゃく、しいたけなど、根菜類をたっぷり煮込んだ「お煮しめ」がありますから、まず、これから食べてください。これらはカロリーは低くて血糖は上がりませんし、豊富な食物繊維は糖質の吸収を遅らせてくれます。食べる食品の順番を工夫することで、カロリーをとる前にお腹がふくらみ、満腹感が得られますから、あとで食べるお餅やごはんの量、つまり糖質の量をらくに減らすことができます。

このように、ちょっとした工夫や対策で、血糖の上昇を少なくすませることができますから、

これらをぜひとも実行してください。

「寒くて外出がいや」では、体を動かす機会が減り危険

年末年始はどうしても家にいることが多く、運動不足になりがちです。食べすぎに運動不足が加わりますから、どうしても血糖値が上がりやすくなります。とくに、糖尿病の患者さんは「運動嫌い」が多いので、意識的に体を動かすことはとても大切です。

体を動かさない生活を続けていると、筋肉量が低下します。その結果、エネルギー消費量も少なくなるので、太りやすくなり、高血糖を悪化させてしまいます。太ると外出もおっくうになり、さらに筋肉量は低下。高血糖は悪化の一途をたどっていきます。

これを防ぐには、年末は買い出しやお世話になった人へのあいさつに出かけたり、年始は初詣に行くなど、外出の機会をふやすことをおすすめします。

歩くことで運動になり、筋肉量の低下を防ぐとともに、高血糖の原因になる体脂肪を燃やすことができます。「でも外は寒いから出かけたくない」「外出するとお金を使うし……」と、外出すら面倒な人のために、自宅でテレビを見ながらできる運動やわずか1分で筋肉が増加する運動をあとのプログラムでご紹介しましょう。こうしたことをほかの〈宴会シーズン〉にも応用すれば、高血糖対策は万全です。

1日目のプログラム

魔法のごはん茶わん

茶わんに大盛り、おかわりもOK。ごはんを楽しく食べて糖質がオフできるワザを大公開！

ごはん茶わん軽く1杯（150g）の糖質量は、55・2g。1日3食、1杯ずつ食べればごはんだけで165・6gになります。適正な糖質量は、男性250g、女性200gですから、おかわりは厳禁、女性はおかずからも糖質を排除しなくてはなりません。

とはいえ、おかわりの禁止はつらいもの。これを解決してくれるのが、〈魔法のごはん茶わん〉です。5㎜程度に輪切りにした大根で、ごはん茶わんを底上げしたもので、見た目はごはんがいっぱい。実際の量は半分で、おかわりしても1杯分の糖質量ですみ、最後に大根を食べれば満腹になります。

食事の満足感は味覚だけでなく、視覚や嗅覚、歯ごたえなどの触覚、音楽や会話などの聴覚も影響します。とくに視覚は重要で、見た目にボリューム感があると、それだけで満腹中枢を刺激してくれます。

食べる本人は、実際の量が少ないことがわかっているので、すぐなくならないように、ゆっくり少しずつ食べようとします。その結果、血糖値の上昇はゆるやかになるとともに、ゆっくり食べる習慣が身につきます。

用意するのは大根だけ！　おかわりもOK

〈魔法のごはん茶わん〉の作り方

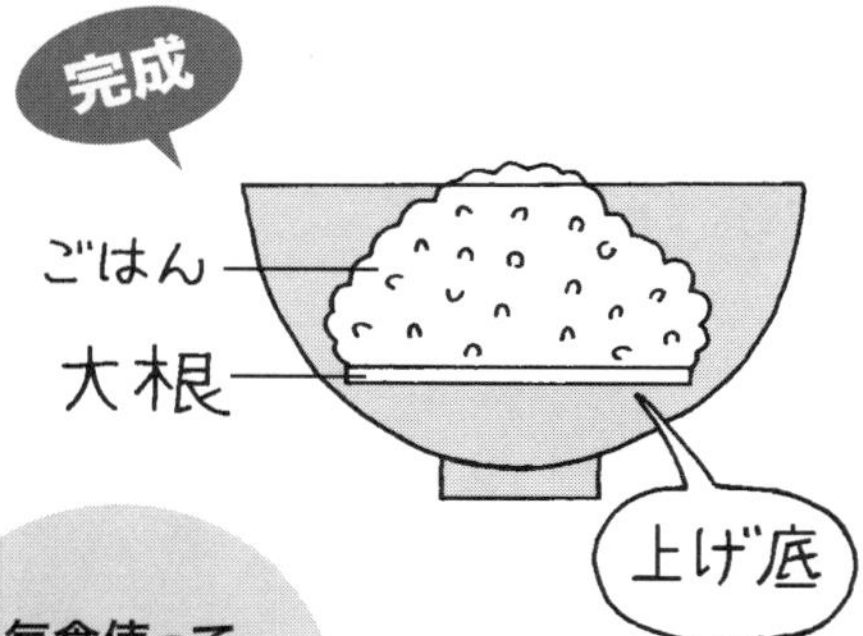
完成
ごはん
大根
上げ底

毎食使って糖質とカロリーを半分カット

大根を茶わんの縁と平行になるように置き、“上げ底”にする。ここにごはんを盛れば、少量でも大盛りに

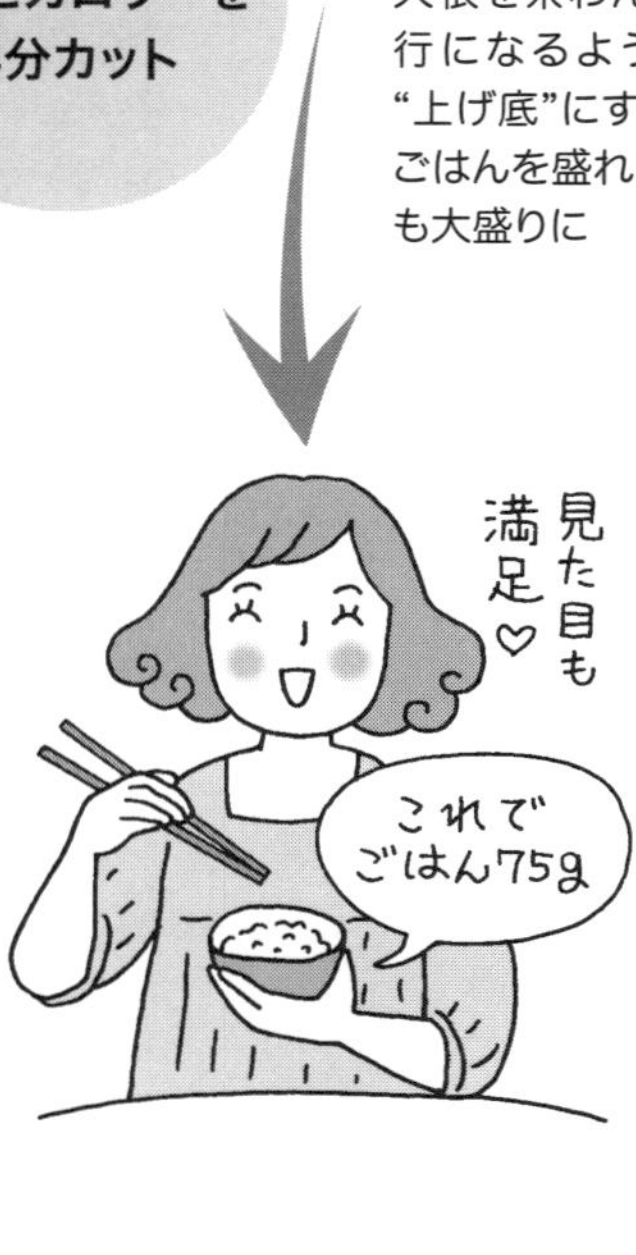
見た目も満足♡
これでごはん75g

材料
茶わん…１個
大根…５㎜分

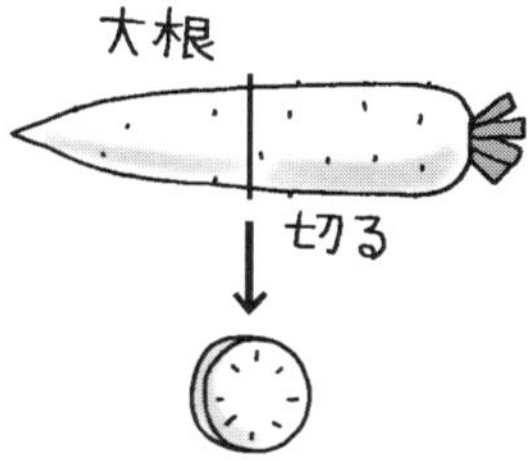

❶ 大根を切る

大根を厚さ５㎜に切る。皮はむかなくてもよいが、気になる人はむく

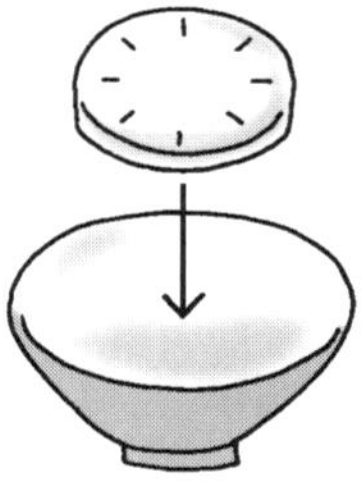

❷ 大根を茶わんに入れる

切った大根をごはん茶わんの中に入れる

ダラダラ歯みがき

歯周病を撃退しヘモグロビンA1cを改善。夕食後すぐ歯をみがけば夜の「ちょい食べ」まで防げる

糖尿病の人は歯周病になりやすく、また歯周病が糖尿病を悪化させることが明らかにされていて、糖尿病と歯周病には密接な関係があることが証明されています（128ページ参照）。ですから、糖尿病の改善には歯周病を予防することが大切です。

そこでおすすめするのが、〈ダラダラ歯みがき〉です。

これには、「ダラダラ時間をかけてみがく」と「唾液がダラダラ出るまでみがく」という2つの意味があります。

時間をかけてみがくコツは、まず、歯みがき粉をつけないこと。出てきた唾液をティッシュなどでふきながら長い時間みがきます。歯周病予防効果を高めるのに、歯間ブラシの併用をおすすめします。

最後に、歯みがき粉をつけてサッとみがきます。これで口の中がサッパリ。歯みがき粉の香りが満腹中枢を刺激して「もうこれでお腹いっぱい」という気持ちになるものです。

〈ダラダラ歯みがき〉は、夕食を食べたら早めにみがくのがコツです。もう一度、歯をみがくのもめんどうなので、夕食後の「ちょい食べ」も防げます。

テレビを見ながらのんびり行うのが正解

〈ダラダラ歯みがき〉のやり方

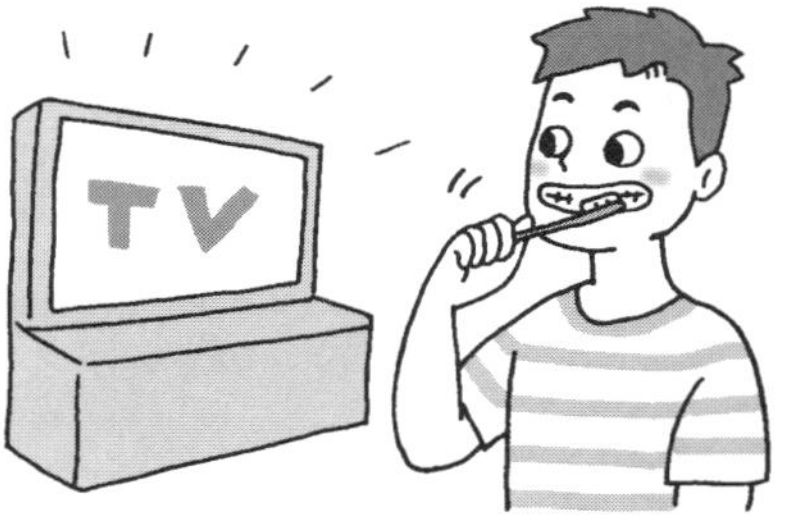

❶ テレビを見ながらみがく

歯みがき粉をつけず、テレビを見ながら10分以上みがく

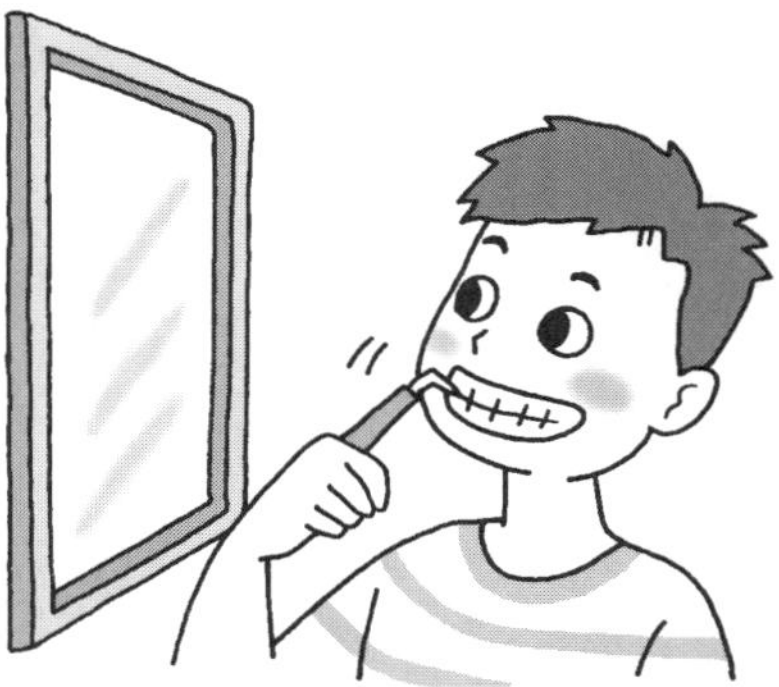

❷ CMのときは歯間ブラシ

あれば歯間ブラシを使うと歯周病予防の効果が倍増。鏡で歯と歯の間を確認しながらみがくので、CMのときに行うとよい

❸ 歯みがき粉は最後に

歯みがき粉は最後にちょこっとつけてみがく。口の中をサッパリさせるのが目的なので、しっかりみがいたあとに

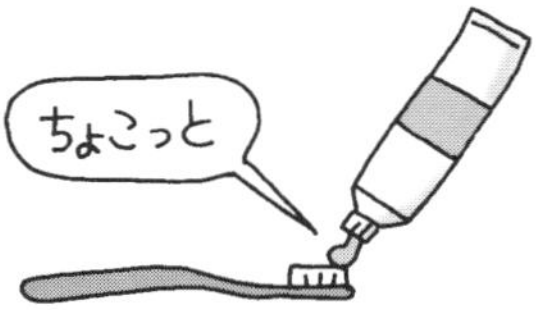

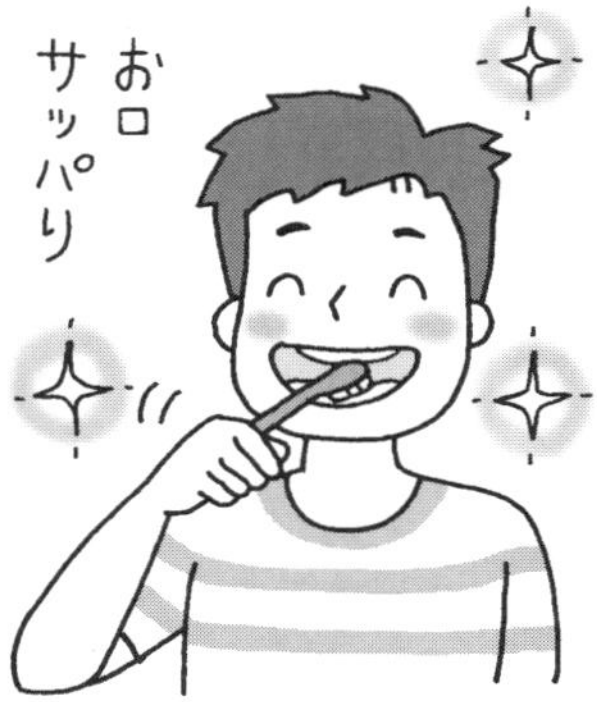

夕食後すぐに行う。10分で歯周病菌を撃退

ツナ大根サラダ

ツナ缶には血糖値を下げるDHAやEPAが豊富。前菜としてゆっくり食べれば食後血糖値の上昇も防ぐ

ツナ缶の材料となるマグロやカツオには、血糖値を下げるＤＨＡやＥＰＡという不飽和脂肪酸が豊富で、血液をサラサラにし脂肪の代謝を高めます。脂肪の蓄積はインスリンの効き目を悪くして糖の代謝を妨げるので、ＤＨＡやＥＰＡは高血糖の人にぜひとってほしい成分です。

またツナ缶には、筋肉のもとになる良質のタンパク質が含まれています。筋肉量がふえると、エネルギー消費量が増加して、肥満や血糖値が高くなるのを防ぎます。大根は糖質が少ないので、血糖値を気にせず、たくさん食べることができます。

〈ツナ大根サラダ〉は前菜として食事の一番最初に食べてほしいものです。大根には食物繊維が豊富ですから、食後血糖値の急激な上昇を抑えることができます。

もう一つ大事なのは、〈ツナ大根サラダ〉をよく噛んでゆっくり食べることです。前菜をゆっくり食べ満腹中枢が刺激されるには、食べ始めてから20分ほどかかるとされます。前菜をゆっくり食べれば、主菜であるメインのおかずを食べるころには満腹感が得られます。おかずの食べすぎを防げますし、ごはんの量が少なめでも十分満足できるのです。

最初に食べれば食後血糖値が上がらない

〈ツナ大根サラダ〉の作り方

材料
大根…3cm
ツナ缶…1缶(70g)
焼きのり…½枚

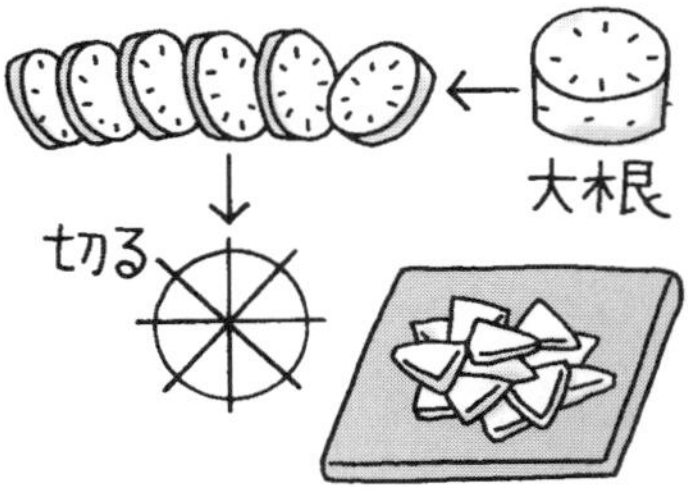

❶ 大根を切る

大根は皮をむかず5㎜程度に輪切りにし、それぞれ8等分のいちょう切りにする

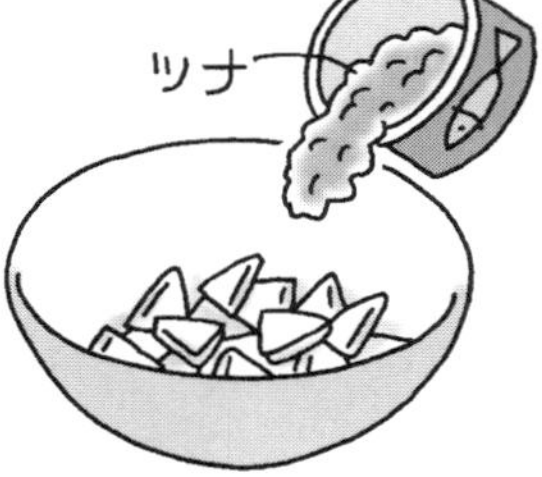

❷ ツナを投入

ボウルに切った大根を入れ、さらにツナを加える

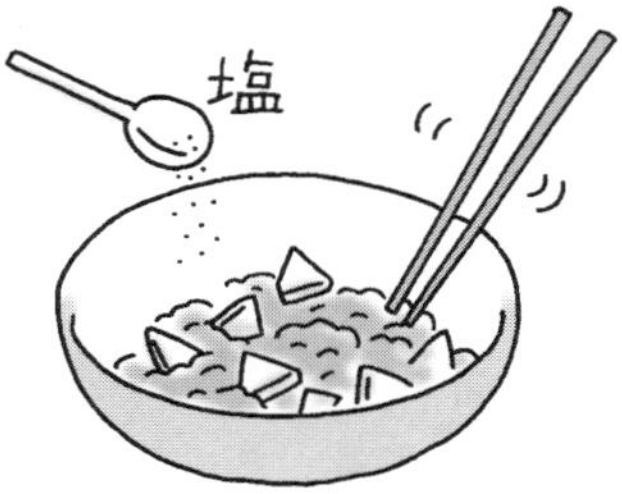

❸ まぜ合わせる

大根とツナをよくまぜ合わせ、好みで塩少々を加えて味をととのえる

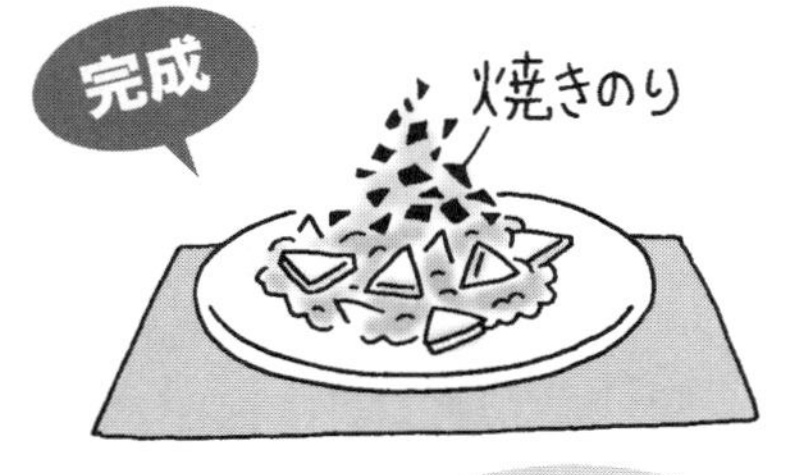

皿に③を盛りつけ、焼きのりをちぎって散らせばできあがり

夕食の最初に食べて高血糖を抑える

ツナとあえる野菜をいろいろ変えてみましょう。飽きがこないし、野菜を食べる習慣が身につきます。

4日目のプログラム

座ったままウォーク

ながら運動で筋力を強化すれば、脂肪が燃えやすくなり血糖値上昇を防ぐ。しかも腰痛まで改善する!

運動不足が続くと筋肉量が少なくなり、脂肪が燃えにくくなります。こうなると、食事量を減らしても、なかなか肥満を改善できません。

そこでおすすめするのが、最低限の運動として外出して歩くことです。そして、雨などで外出できない日には、〈座ったままウォーク〉など自宅でできる運動を行い、筋力低下を防ぎましょう。

やり方は簡単で、椅子に座ったまま、歩くように左右の腕を振り、それに合わせて、ひざを交互に上げ下げするだけです。

ひざを上げることで、太ももなど下半身の筋肉が鍛えられ、腕を振るので上半身の筋肉も鍛えることができます。上半身の筋肉は、なかなか鍛えるチャンスがありませんから、ぜひこれを実行してください。

加えて行うお腹をへこませ肛門をしめる動作は、腹筋や背筋に効果があります。歩きながらでもできますから、ときどき5秒くらいこれを行う習慣をつけると、背骨のまわりの筋肉までも強化され、腰痛の予防・改善にもなります。

最初のうちは1分続ければ十分。慣れてきたら、2分、3分と時間を延ばします。

楽ちんなのに血糖と脂肪が燃え、筋力も強化

〈座ったままウォーク〉のやり方

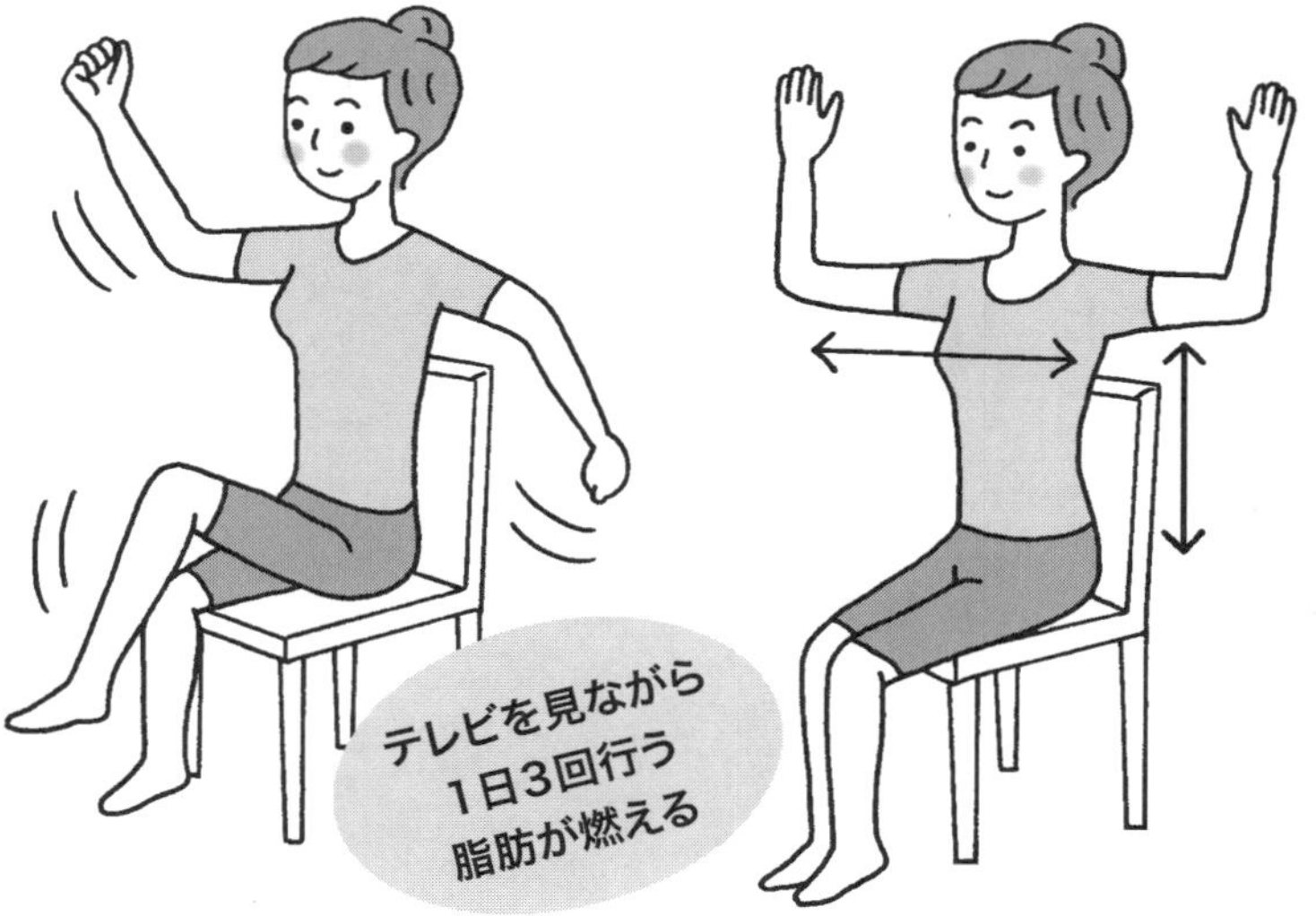

❶ 背筋を伸ばして胸を開く

椅子に座ったまま背筋を伸ばし、ひじを持ち上げて胸を開く

❷ 歩く動作を行う

腕を大きく振りながら、歩くようにひざを交互に上げる。1分行う。慣れてきたら、動作を大きくして体のひねりを加えると効果的

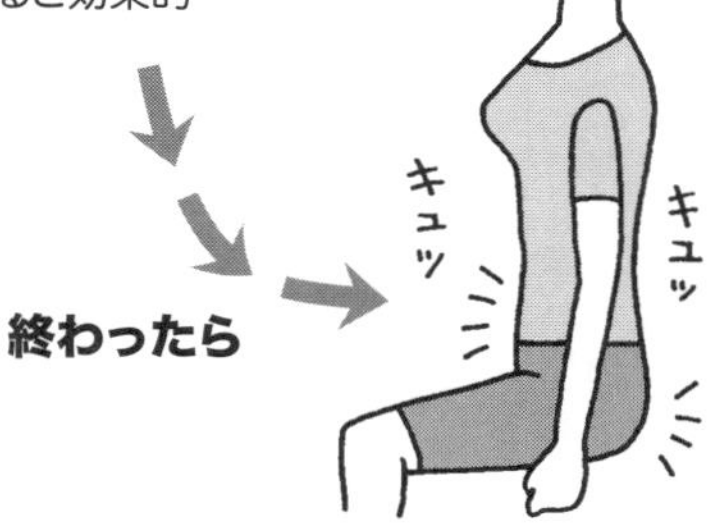

お腹をへこませた状態で肛門をキュッとしめ、20〜30秒キープ。最後にこれを行うと効果がアップする

食後の運動は、食後血糖値の急上昇を抑える効果があるので、毎食後30分ぐらいに行うのが効果的。

チンたま

たまねぎはインスリンの効き目をよくする注目の成分、ケルセチンを含有。脂肪の分解も促進してくれる

たまねぎは昔から糖尿病によい食品といわれています。それは、血糖値を下げるといわれるさまざまな成分が含まれているからです。

そのなかで、最近とくに注目されているのがケルセチンという成分です。

①動脈硬化を引き起こす悪玉コレステロールは酸化して毒性が高まるのですが、ケルセチンが持っている抗酸化作用によってこれを防ぎます。

②ケルセチンは脂肪分解酵素を活性化させて、体脂肪を減らす働きがあります。過剰な脂肪は、〈インスリン抵抗性〉を高めますが、それを予防するのです。

③ケルセチンには唾液の分泌をよくする作用があり、口のなかを清潔にして歯周病菌の増加を抑えます。その結果、インスリンの働きが高まり、血糖値の上昇を防ぎます。

〈チンたま〉のようにたまねぎを加熱すると、甘みが出ておいしくなります。

しかし、血糖値を上げる糖質はたまねぎ100g中に7・2gなので、中玉1個（180g）くらいなら、まったく問題ありません。

いろいろな調理法で、積極的にとってほしい食品です。

血糖値下げの最強食品「たまねぎ」を手軽に調理。電子レンジでチン！

〈チンたま〉の作り方

材料
たまねぎ…中玉１個（180ｇ）
削り節…1.5ｇ
ポン酢…適宜

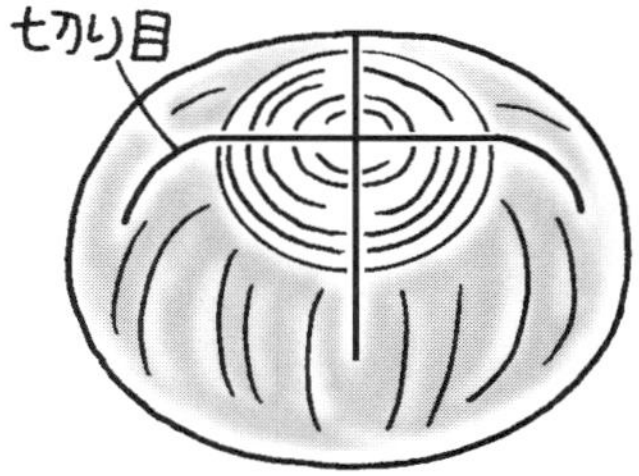

❶ たまねぎに切り目を入れる

たまねぎの皮をむき、⅓ほどの深さまで十字に切り目を入れる

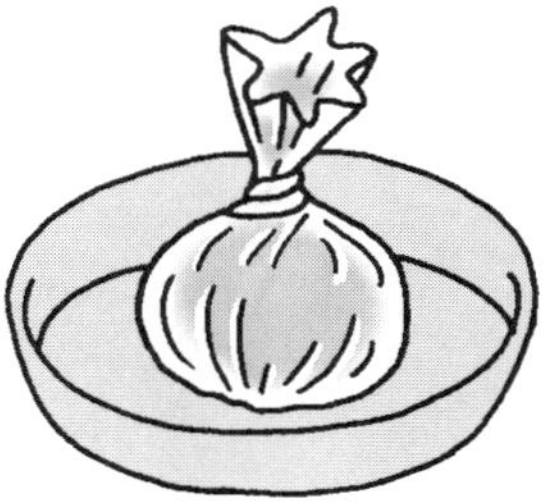

❷ ラップに包む

耐熱皿の上にラップを敷き、たまねぎを置いて包み、ラップの上部をねじる

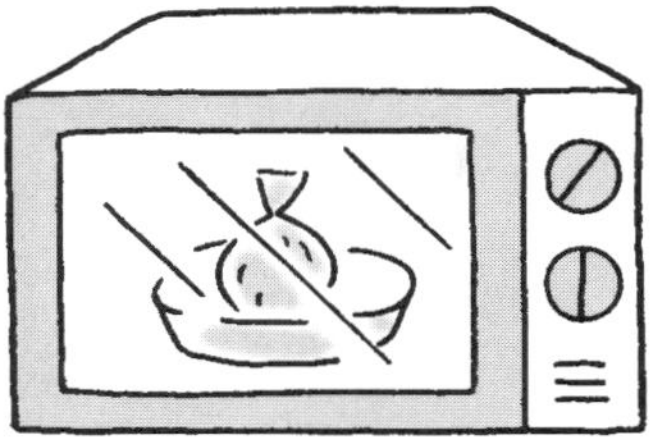

❸ 電子レンジでチンする

電子レンジに②を入れ、500Wで５分加熱し５分以上放置して蒸らす（600Wなら４分加熱し４分以上放置）

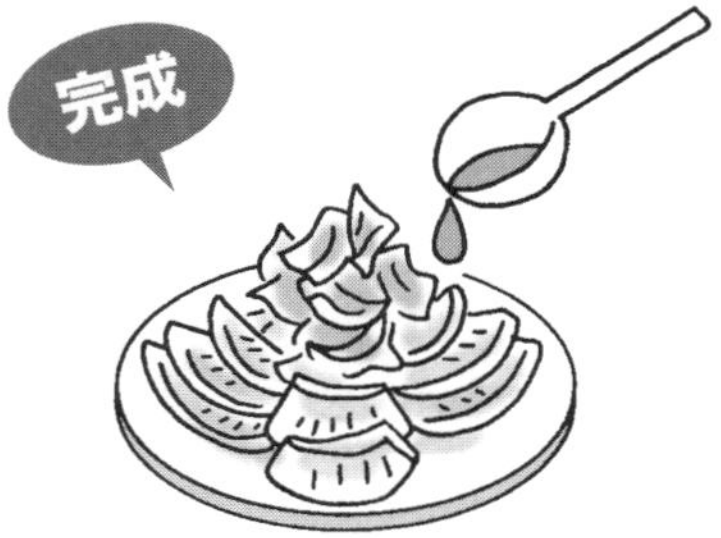

ラップをはずし、たまねぎの十字に切ったところを開いて削り節を振り、ポン酢をかけて食べる。ラップをはずすとき、やけどしないように注意

**1日1個
食事時に食べれば
血糖値は即安定**

6日目のプログラム

ゆる腰おろし

筋肉をだますから小さな負荷でも筋肉量が増加。成長ホルモンが分泌され脂肪もよく燃えるように

運動不足の現代人は下半身の筋肉から衰えていきます。

この下半身の筋肉量をふやすのが〈ゆる腰おろし〉です。これはスクワット運動の一種ですが、短時間で筋肉量をふやす効果が得られます。

その秘密は「筋肉をだます」ことにあります。ゆっくり腰をおろすと、運動中ずっと筋肉が緊張しているので、血流が制限され、血液中の酸素が不足します。するど筋肉は、実際よりも負荷の大きい運動をしていると思い、新しい細胞をつくって筋肉量をふやすのです。

さらに、血液中の酸素が不足すると筋肉内に多量の乳酸が発生、乳酸には体脂肪を分解する成長ホルモンの分泌を促す作用がありますから、脂肪がよく燃えるようになります。

〈ゆる腰おろし〉で大切なのは、腰を上げるとき、完全に上げきる少し手前で止めること。完全に上げると足の血液がスムーズに流れてしまうので、筋肉をだまし続けられません。そして50秒間、ずっと筋肉に力を入れつづけるのがポイントです。

こうして下半身の筋肉をつけると、将来、寝たきりや認知症の予防にもなります。

1回わずか50秒！　トイレで楽々。脳をだまして楽に筋肉量をふやす

〈ゆる腰おろし〉のやり方

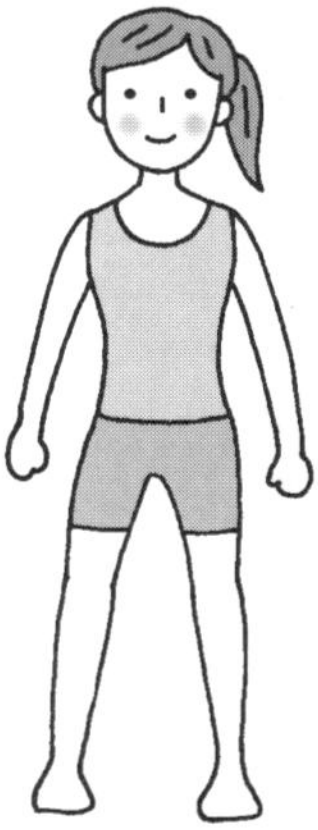

❶ 両足を肩幅に開く

両手が壁に届くトイレで行うと簡単。用を足したあとに、両足を肩幅ぐらいに開いて立つ

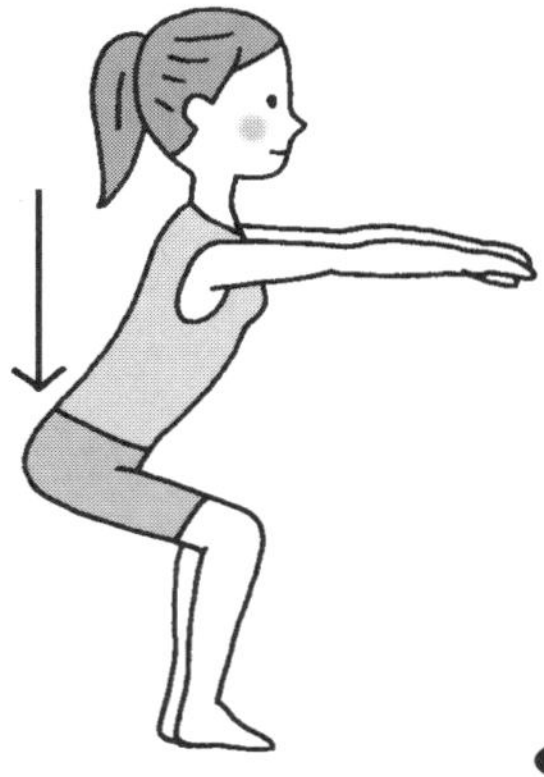

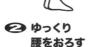

❷ ゆっくり腰をおろす

まず少しだけひざを曲げ、そこから５秒かけて腰をおろしていく。太ももと床が平行になるくらいまでが理想だが、できるところまででよい

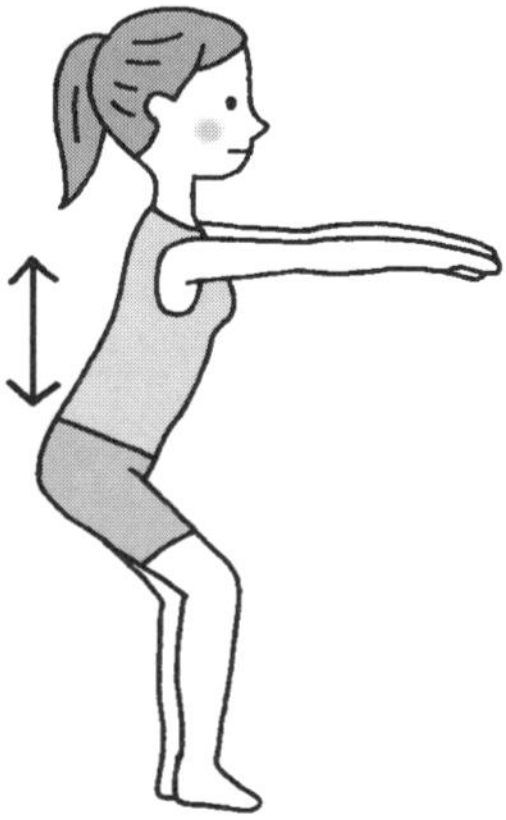

❸ ゆっくり腰を上げる

②の姿勢から５秒かけて腰を上げ、完全に上げきる少し手前で止める。この動作を合計５回行う

ここがポイント

ひざが足のつま先より前に出ないように注意する

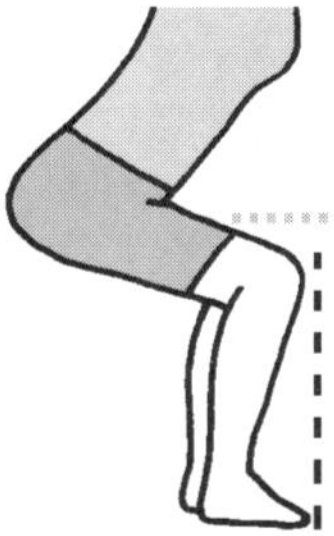

午前中と夕方の2回行うだけで体脂肪を燃焼

7日目のプログラム

はちみつ黒ごま豆腐

糖質量が少ないおやつで脳にごほうびを。
脳がリラックスすると血糖値は下がる！

糖尿病の人は、「甘いものを控えるように」といわれます。

しかし禁止されたものをほしくなるのが人間というもの。それを無理にがまんすると、ストレスになり、血糖値を上昇させてしまいます。禁じられている甘いものであっても、少量をとる分には、むしろストレス解消に役立って、糖尿病に好結果をもたらすのです。

まず、禁じられていた甘いものを口にすることで、味覚が満足して、精神面からストレスが解消されます。

そして生理的にも、脳にとって唯一のエネルギー源である糖分が届くと、脳が満足してストレス解消になるのです。ストレスがなくなれば、おのずと血糖値も下がり、ヘモグロビンA1cの検査値もよくなってきます。

さて、ここでおすすめする〈はちみつ黒ごま豆腐〉は、甘いといっても、はちみつ小さじ1杯分の糖質量は約5・6gなので、血糖値をちょうどよく上げて、脳を満足させてくれるのです。さらに食物繊維も多く、ボリューム感があって、脳を満足させられる、糖尿病の人にとって最高のおやつといえるでしょう。

低糖質で高血糖の敵イライラ解消！　甘くておいしい

〈はちみつ黒ごま豆腐〉の作り方

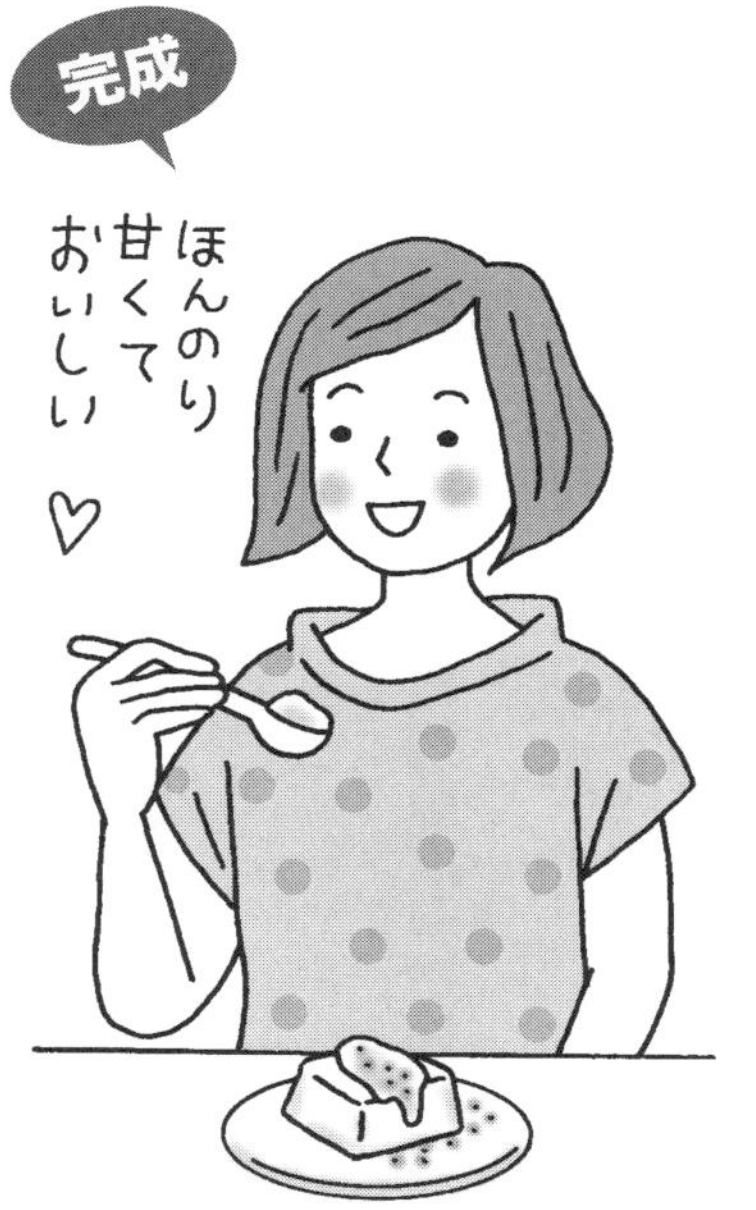

スプーンですくって、デザート感覚で食べる

おやつに食べる。食後の血糖値は急上昇しない

材料
絹ごし豆腐…150g
黒すりごま…小さじ1
はちみつ…小さじ1

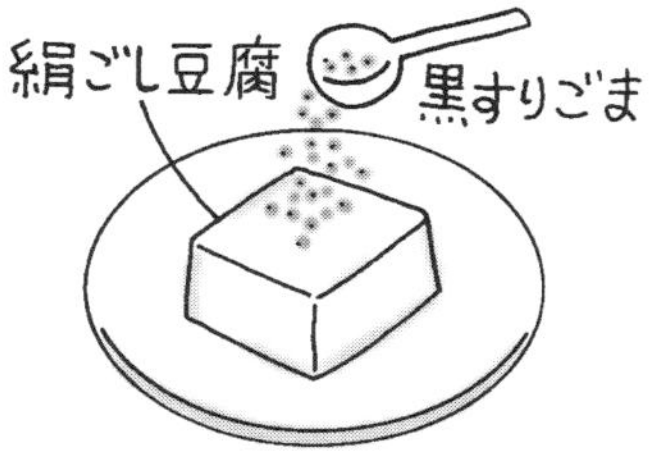

❶ 黒すりごまをかける

絹ごし豆腐を器に盛り、黒すりごまをかける

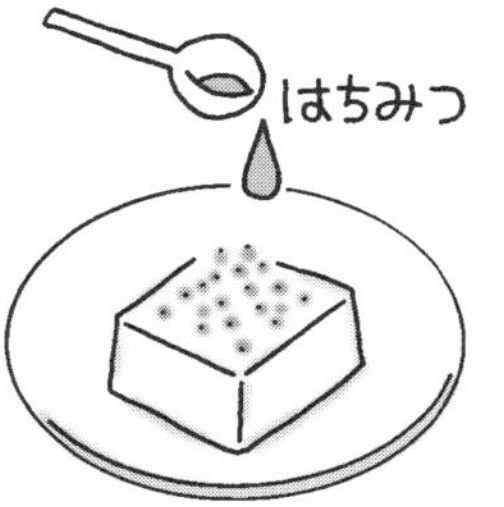

❷ はちみつをかける

黒すりごまの上からはちみつをかける

〈凍り豆腐〉は豆腐の成分が濃縮された最適の保存食。糖質も脂質もカロリーも低く、血糖や血中の脂質減らしの特効食！

■わが国伝統の保存食品に秘められた糖尿病予防効果

忙しいときは手軽に使える保存食を用意しておくと便利です。いろいろある保存食のなかでも〈凍り豆腐〉は、糖質が少ないので血糖を急上昇させる心配がなく、脂肪も少なくて血中の脂肪を減らして肥満を防ぎます。含まれているのは主にタンパク質ですから、これを食べて適度な運動をすれば筋肉量をふやして、太りにくい体をつくるのに役立ちます。糖尿病の人にとって最適の食品といえます。

〈凍り豆腐〉は調理法によって、いろいろな風味や食感を出すことができますから、食事制限をしなければならない人でも、食卓にバラエティを持たせることができます。ここでは、この〈凍り豆腐〉を主食もどきに使った料理と、肉もどきに使った料理のレシピを紹介しましょう。

■〈凍り豆腐〉には長く続けられる秘密あり

〈凍り豆腐〉は〈凍《し》み豆腐《どうふ》〉ともいわれ、高野山のおみやげにある〈高野豆腐〉もその一種です。豆腐を一度凍らせてから解凍し、水分をしぼって、わざと鬆《す》が入った状態にしたもので、日本に古くからある食べ物です。

糖質は極めて少なく、そのまま食べてもいいのですが、くずしてポロポロにすれば「ごはんもどき」として食べることもできます。「ごはんとは味が違う」というごはん好きな人は、2〜3口分の本物のごはんをまぜてみてはいかがでしょう。

また精進料理では、〈凍り豆腐〉を肉に見立てて使うメニューがありますが、これを利用すれば、血中の脂質を気にしないで、肉料理を食べた気分になれます。〈凍り豆腐〉なら、肉を買うよりも安上がり。体にも家計にもいいことずくめです。

〈凍り豆腐〉なら「糖質ちょいオフ」も「カロリーオフ」も簡単にできる

	ごはん （150g・軽く茶わん1杯分） 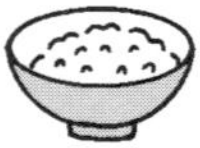	凍り豆腐 （150g・茶わん1杯分にして盛った場合） 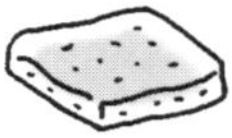	鶏肉 （200g・茶わん1杯分にして盛った場合） 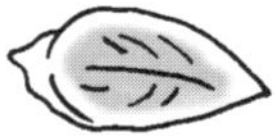
●カロリー	252kcal	108kcal	332kcal
●糖質	55.2g	1.8g	0g
●脂質	0.5g	6.3g	16.6g
●タンパク質	3.8g	9.9g	41.8g

糖質とカロリーに注目！
ヘモグロビンA1cと血糖値が高い人は
➡102〜104ページのように食べて

カロリーと脂質に注目！
中性脂肪やコレステロール値が高い人は
➡100〜101ページのように食べて

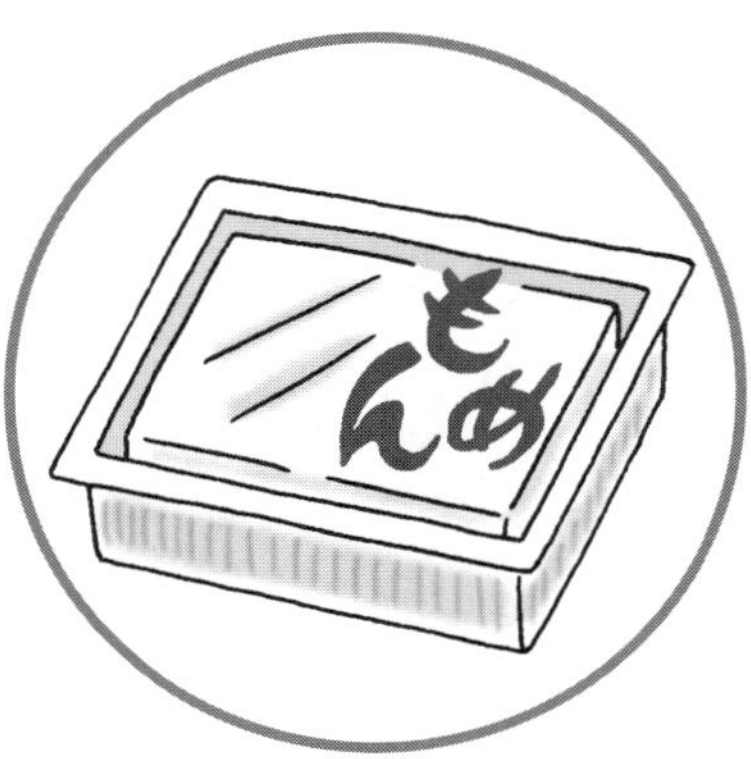

豆腐をまとめ買いして
作りおきすれば便利！
節約にもなる!!

【凍り豆腐】基本の作り方

管理栄養士　落合貴子

材料（作りやすい分量）
木綿豆腐…１パック以上

パックのまま一晩以上冷凍して、
食べるときに解凍。
水分をしぼれば、はい、できあがり！
【凍り豆腐】の作り方はとても簡単。
成分がギュッと凝縮されて
食べごたえも、栄養価もアップ

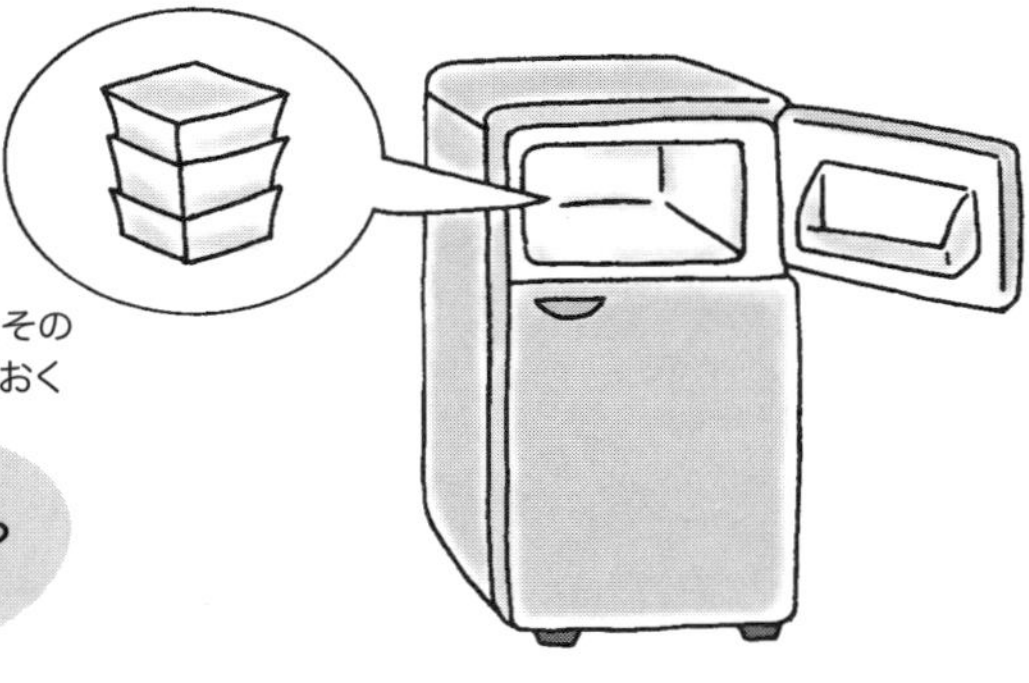

❶豆腐を冷凍庫で凍らせる

包装をはがさず、木綿豆腐をそのまま冷凍庫に入れ、一晩以上おく

まとめて作りおきするのが正解

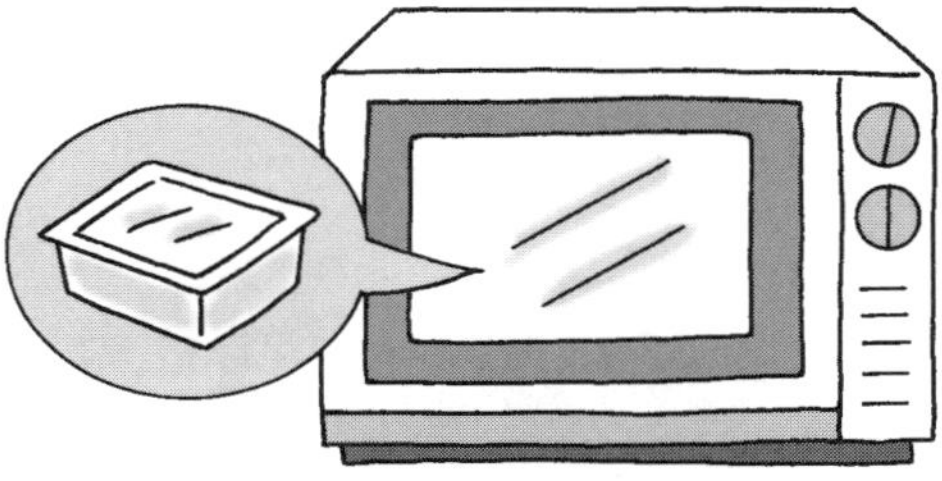

❷電子レンジで解凍する

１日に食べる分の①を冷凍庫から取り出し、電子レンジ（600W）で１分温め解凍する。電子レンジがない場合は、一晩常温において解凍する

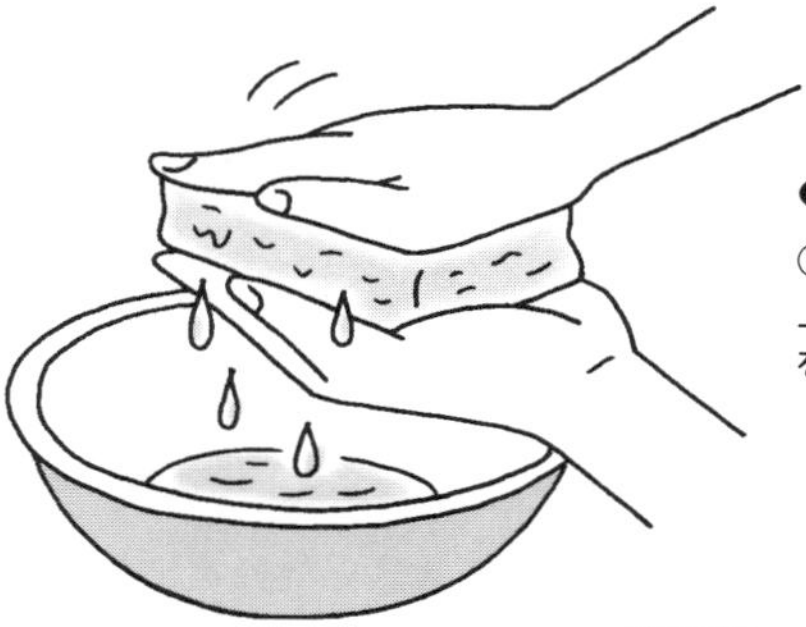

❸水分をしぼる

②をパックから取り出し、豆腐の上下を両手ではさんで少しずつ力を加え、水分をしぼる

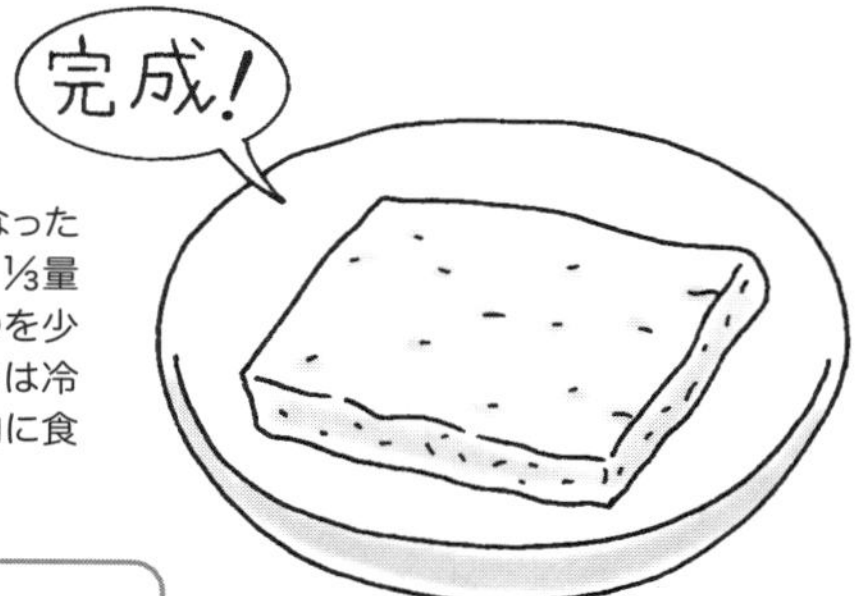

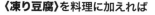

できあがり

豆腐の厚みが半分くらいになったら完成。三度の食事の前に、⅓量ずつを食べる。塩やしょうゆを少量かけて食べてもＯＫ。残りは冷蔵庫で保存して24時間以内に食べ切る

〈凍り豆腐〉を料理に加えれば
カロリーオフに!
➡(100ページ参照)
糖質ちょいオフに!
➡(102ページ参照)

**1日1丁を
三度の食事と一緒に
食べれば、
食後血糖値が下がる**

**市販の高野豆腐を
利用してもＯＫ!**

高野豆腐も〈凍り豆腐〉の一種。冬の凍てつく外気に数日間さらし、冷凍と解凍を繰り返して水分を抜き、スポンジ状にしたもの。やわらかくなるまで水でもどして軽くしぼったら、〈凍り豆腐〉の「主食もどきレシピ」「肉もどきレシピ」料理に十分使える

ただし!

お好み焼きもどき、バタートーストもどき、サクサク!ピザもどき、フレンチトーストもどき、ハンバーグもどきは、材料の量が大きく変わるので、〈凍り豆腐〉を使うほうがおすすめ!

〈凍り豆腐〉でカロリーオフ！

【肉もどき】レシピ

肉類を使わない精進料理では、肉のかわりに豆腐を活用。消化のいい良質のタンパク質をとりつつ、脂質を控え、カロリーを抑える伝統の知恵を家庭で手軽に再現します。

男性が好むボリュームおかずの決定版がヘルシーに大変身

〈豚肉のしょうが焼き〉もどき

材料(2人分)
凍り豆腐…1丁分
玉ねぎ…½個(100g)
Ⓐ
- しょうが汁…1片分
- 酒…大さじ2
- しょうゆ…大さじ1
- みりん…大さじ1

かたくり粉…適量
ごま油…大さじ1

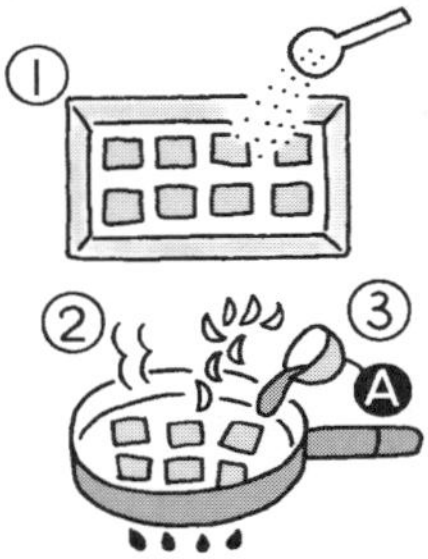

作り方
❶凍り豆腐は8等分の薄切りにし、かたくり粉を薄くまぶす。玉ねぎはくし形切りにする
❷フライパンにごま油を中火で熱し、①の凍り豆腐を入れ、両面を色よく焼く
❸①の玉ねぎとⒶを加え、玉ねぎがしんなりして汁が全体によくからむまで炒める
❹皿に盛り、あればキャベツのせん切りなどを添える

糖質	カロリー	塩分
11.6g	179kcal	1.3g

肉より下味を吸い込む〈凍り豆腐〉。しっかりめの味つけなのに低カロリー！

〈鶏のから揚げ〉もどき

材料(2人分)
凍り豆腐…1丁分
Ⓐ
- しょうゆ…大さじ1
- 酒…大さじ1
- みりん…小さじ1
- しょうが汁…大さじ1
- おろしにんにく…小さじ⅓
- 卵…1個

かたくり粉…大さじ1
小麦粉…大さじ2
揚げ油…適量

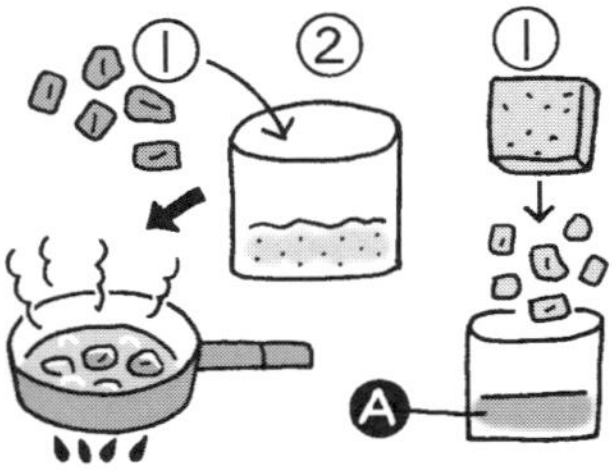

糖質	カロリー	塩分
15.5g	343kcal	1.5g

作り方
❶凍り豆腐は一口大にちぎってポリ袋に入れ、Ⓐを加えてもみ込む
❷別のポリ袋にかたくり粉、小麦粉を入れてよくまぜ合わせ、①を入れて粉をまぶし、170度に熱した揚げ油で色よく揚げる
❸器に盛りつけ、あればレタスやレモンなどを添える

何時間も煮込む角煮が10分で
できるのもうれしい！

〈豚の角煮〉もどき

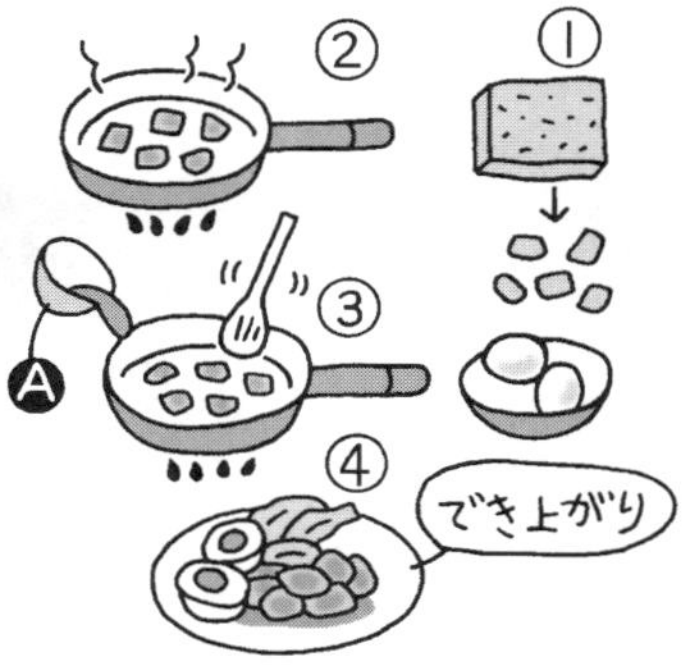

材料(2人分)
凍り豆腐…½丁分　ゆで卵…2個
Ⓐ
オイスターソース…大さじ1
しょうゆ…大さじ½
酒…大さじ2
かたくり粉…小さじ1
水…50mℓ
ごま油…大さじ1

糖質	カロリー	塩分
5.7g	230kcal	2.7g

作り方
❶凍り豆腐は一口大にちぎり、ゆで卵は殻をむく
❷フライパンにごま油を中火で熱し、①を入れて焼き色がつくまで焼く
❸弱火にしてよくまぜたⒶを加え、木べらなどでゆっくりまぜながら全体にからめる
❹③とゆで卵を器に盛りつけ、あればゆでたチンゲン菜などを添える

れんこん入りで、もっちりおいしい！
ポン酢おろしで塩分も控えめ

〈ハンバーグ〉もどき

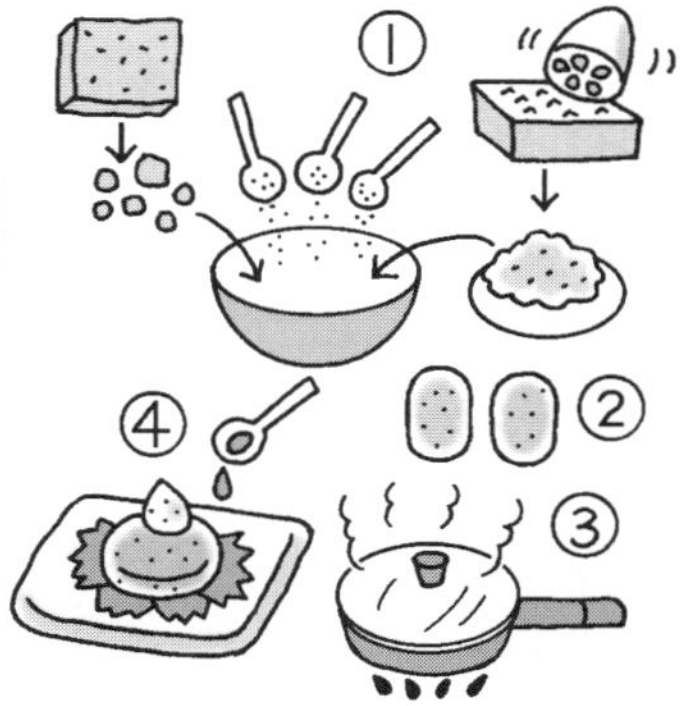

材料(2人分)
凍り豆腐…½丁分　ごま油…大さじ1
れんこん…200g　酒…大さじ1
かたくり粉…大さじ1　青じそ、大根おろし、
塩、こしょう…各少々　ポン酢じょうゆ…各適量

糖質	カロリー	塩分
21.3g	214kcal	0.3g

作り方
❶れんこんは皮をむいてすりおろし、軽く水けをきる。手でこまかくちぎった凍り豆腐、塩、こしょうとボウルで合わせ、かたくり粉を加えて手でよくまぜ合わせる
❷①を2等分して小判形に成形する
❸フライパンにごま油を弱めの中火で熱し、②を入れて2分を目安に焼いて裏返し、酒を振り入れてふたをし、弱火でさらに3分ほど蒸し焼きにする
❹③を青じそを敷いた皿に盛りつけ、大根おろしをのせ、ポン酢じょうゆをかける

〈凍り豆腐〉で
糖質オフ!

【主食もどき】レシピ

食事の中で最も気をつけるべきは糖質たっぷりの主食。〈凍り豆腐〉で本物そっくりな「ごはんもどき」、「パンもどき」がごはんを炊くよりも短時間で作れる!

やさしい甘みをヘモグロビンA1cや血糖値を気にせずに味わって

〈いなり寿司〉もどき

材料(6個・2人分)
凍り豆腐…1丁分
貝割れ大根…¼パック(15g)
油揚げ…3枚(約90g)
Ⓐ 酢…大さじ1
　はちみつ…小さじ1
　塩…小さじ⅕
Ⓑ だし汁…100mℓ
　しょうゆ…大さじ1弱
　みりん…小さじ2

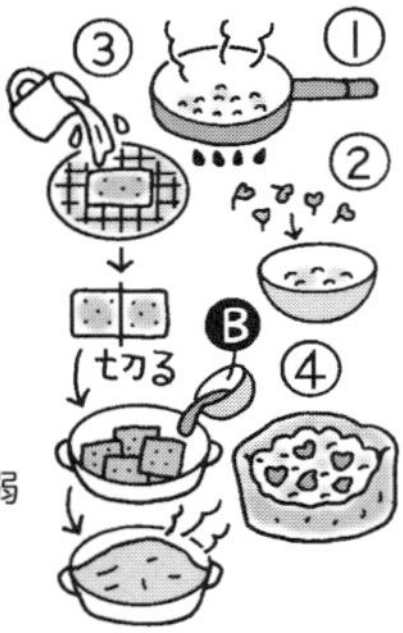

作り方
❶凍り豆腐を手で小さくちぎってフライパンに入れ、中火にかけて木べらでそぼろ状になるようにくずしながら、1～2分から煎りする
❷あら熱がとれるまでそのまま冷まし、Ⓐと1㎝ほどの長さに切った貝割れ大根を加えてあえる
❸油揚げをざるにのせ、熱湯(分量外)をかける。水けをしぼり、半分の長さに切って鍋に入れ、Ⓑを加えてアルミホイルなどで落としぶたをして中火にかけ、水分がなくなるまで煮る
❹③が手でさわれる温度まで冷めたら、油揚げを袋状に開き、6等分した②をそれぞれ詰める

糖質	カロリー	塩分
9.4g	319kcal	1.9g

ごはんを〈凍り豆腐〉にしたから糖質のある蒲焼きが楽しめる!

〈さんま缶のひつまぶし〉もどき

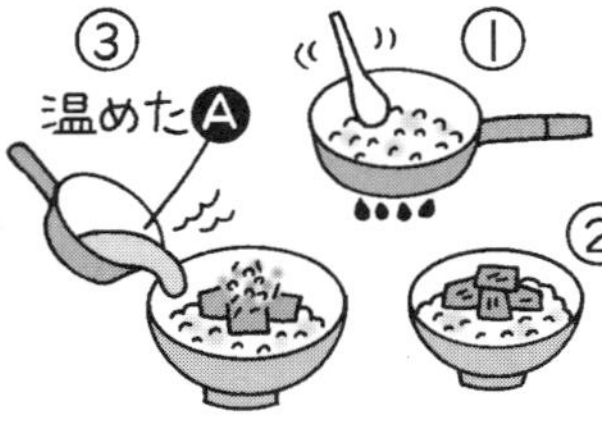

材料(2人分)
凍り豆腐…1丁分
さんまの蒲焼き缶詰…1缶(80g)
Ⓐ だし汁…300mℓ
　塩…少々
刻みのり、万能ねぎ(小口切り)、わさび…各適量

作り方
❶凍り豆腐を手で小さくちぎってフライパンに入れ、中火にかけて木べらでそぼろ状になるようにくずしながら、1～2分から煎りする
❷①を器に盛り、さんまの蒲焼きをその上にのせる
❸鍋にⒶを合わせ、温めて②に半量ずつ注ぎ、刻みのりと万能ねぎ、わさびをのせる

糖質	カロリー	塩分
10.9g	235.5kcal	2.0g

プロのようなパラパラごはんが簡単に実現！
食べごたえあり!!

〈レタスチャーハン〉もどき

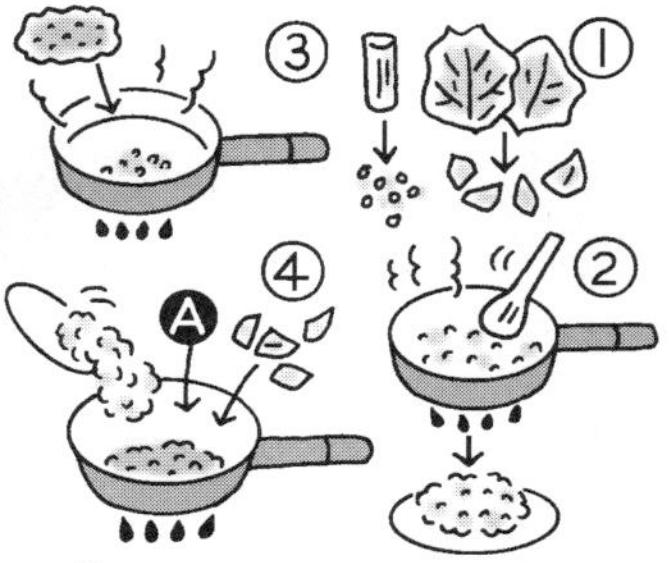

材料（2人分）
凍り豆腐…1丁分　　豚ひき肉…100g
レタス…2～3枚（約100g）
長ねぎ…5cm分（約10g）
Ⓐ┌鶏ガラスープの素…小さじ1
　└塩、こしょう…各少々
ごま油…小さじ2

糖質	カロリー	塩分
3.6g	268kcal	0.9g

作り方
❶レタスは食べやすい大きさに切り、長ねぎはみじん切りにする
❷凍り豆腐を手で小さくちぎってフライパンに入れ、中火にかけて木べらでそぼろ状になるようにくずしながら、1～2分から煎りし、皿に取り出す
❸フライパンにごま油を中火で熱して、①の長ねぎを炒める。香りが立ってきたらひき肉を加え、ぽろぽろになるまで炒める
❹③に②を加えて炒め合わせ、Ⓐで味をととのえる。仕上げに①のレタスを加えてさっと炒める

箸が進む人気の丼物も糖質オフだから
心配なし！

〈親子丼〉もどき

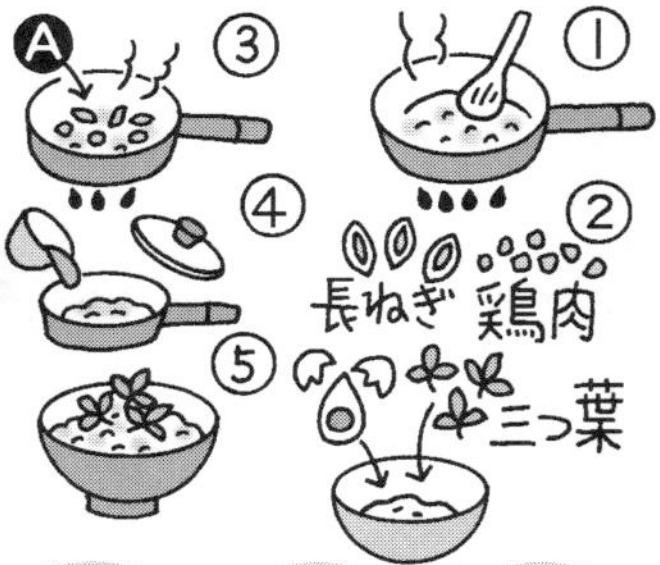

材料（2人分）
凍り豆腐…1丁分　　鶏もも肉…½枚（150g）
長ねぎ…½本（75g）　　三つ葉…1株（15g）
卵…3個
Ⓐ┌水…150ml
　└めんつゆ（3倍濃縮タイプ）…大さじ2

糖質	カロリー	塩分
9.1g	420kcal	2.0g

作り方
❶凍り豆腐を手で小さくちぎってフライパンに入れ、中火にかけて木べらでそぼろ状になるようにくずしながら、1～2分から煎りする
❷鶏肉は一口大に切り、長ねぎは斜め薄切りに、三つ葉は根元を切り落としてざく切りに。三つ葉を少しとり分け、残りはボウルに割り入れた卵に加えてといておく
❸フライパンにⒶ、②の鶏肉と長ねぎを入れて中火にかけ、鶏肉に火が通るまで3分を目安に煮る
❹②のとき卵を加え、菜箸で大きくゆっくりとかきまぜながら半熟の状態になるまで煮る。火を止めてふたをし、1分ほど蒸らす
❺器に①を盛り、④をのせてざく切りにした三つ葉を散らす

小麦粉を使わない分、糖質が少ない。
ソースをかけて本物と変わらない味！

〈お好み焼き〉もどき

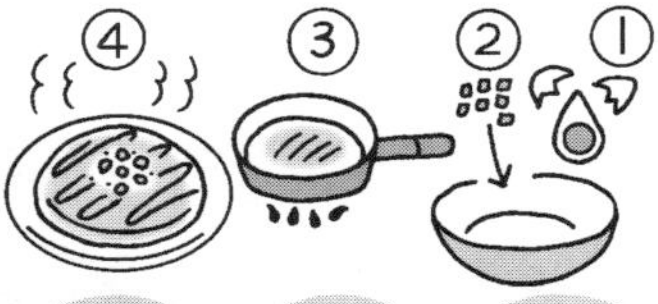

糖質	カロリー	塩分
12.1g	545kcal	2.1g

材料（2人分）
凍り豆腐…½丁分　卵…2個
キャベツ…2枚（100g）　サラダ油…小さじ1
ソース…大さじ1　マヨネーズ…大さじ2
青のり…小さじ1　かつお節…5g

作り方
❶ボウルに凍り豆腐を入れ、こまかくなるまで手でつぶし、卵を割り入れ、よくまぜ合わせる
❷キャベツはあらいみじん切りにし、①に加えてまぜる
❸フライパンにサラダ油を中火で熱し、②を流し入れて丸く広げ、両面を色よく焼く
❹③を皿に盛り、ソース、マヨネーズ、青のり、かつお節をかける

イングリッシュマフィン風味で
香ばしさが食欲をそそる！

〈バタートースト〉もどき

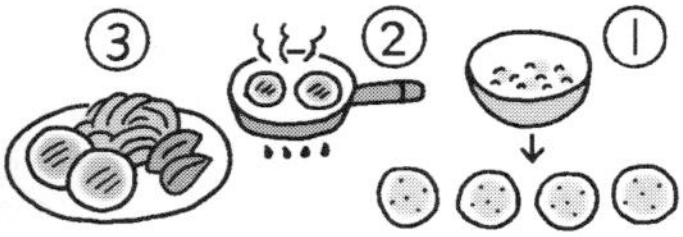

糖質	カロリー	塩分
26g	274kcal	0.1g

材料（4枚・2人分）
凍り豆腐…1丁分　小麦粉…70g
バター…10g

作り方
❶ボウルに凍り豆腐と小麦粉、適量の水を入れ、凍り豆腐を手でこまかくつぶしながらよくまぜ合わせ、4等分にし、1つずつ薄く丸いパンケーキ状に手でのばす
❷フライパンを中火で熱してバターをとかし、①を入れて両面を色よく焼く
❸器に盛って、あればレタスやトマトなどを添える

甘いおやつがほしくなっても
これを食べれば問題なし！

〈フレンチトースト〉もどき

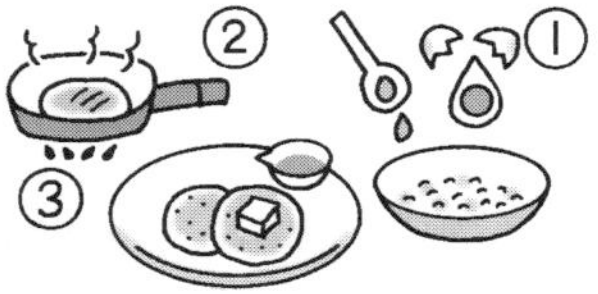

材料（2人分）
凍り豆腐…½丁分　卵…2個　バター…10g
はちみつ…大さじ1　シナモン…適量

作り方
❶ボウルに凍り豆腐を入れて手でこまかくつぶし、卵を割り入れ、はちみつを加えて手でよくまぜ合わせる
❷弱火で熱したフライパンにバターをとかし、①を4等分にして流し入れ、丸く整え、両面をじっくりと色よく焼く
❸②を皿に盛ってシナモンを振り、好みでメープルシロップとバターを添える

糖質	カロリー	塩分
9.4g	205kcal	0.3g

PART 5

ちょっとした工夫で〈ヘモグロビンA1c〉をらくらく下げる生活術

米10粒を減らすことから始める〈糖質ちょいオフ〉

〈糖質ちょいオフ〉だけでいい、その継続こそが大切

糖尿病は血糖値が高くなる病気です。ですから、治療は血糖値を下げて、その状態を維持していけばいいのです。

その血糖値を上昇させる唯一の栄養素は糖質なのですから、糖質を減らせば、血糖値が高くなるのを防ぎ、低い血糖値を維持できます。糖尿病治療の原則は「カロリー制限」とされますが、エネルギー源である糖質を減らせば、当然のこと摂取カロリーは制限されるのです。

では、糖質の摂取を減らすにはどうしたらいいか、私は〈糖質ちょいオフ〉をおすすめしています。

糖質を減らすといっても、極端な糖質制限をするわけではありません。

「まずは、ほんの少し減らそう。毎食、米粒なら10粒残しなさい」といっています。実際に、米粒10粒減らしただけでは不十分ですが、少量でもいいから減らす、それを習慣化して継続することが大切なのです。糖尿病の患者さんの場合、「物足りないから、もうちょっとだけ」とか、「一

口くらいなら、大丈夫だろう」と、逆に、〈ちょっとだけ〉をふやすほうにもっていって失敗している人が多いのです。

〈ちょっとだけ〉を減らすほうで継続し、その習慣を身につけていただきたいから、〈糖質ちょいオフ〉をおすすめしているのです。

ごはんをおかゆに替えて〈糖質ちょいオフ〉

〈糖質ちょいオフ〉を実行するのに、ごはんをおかゆに替える方法があります。私が考える理想的な糖質摂取量は1日男性250g、女性200gです。このうち150gを主食でとると、ごはん茶わん軽く1杯で糖質が55・2gですから、これを朝昼晩と3回に分けて1日3膳食べられます。ただし、糖尿病の人はそこから10％を減らすようにしてください。

このとき、軽く1杯では物足りないという人は、ごはんをおかゆにすることをおすすめします。おかゆは水分を含んでふくらむため、ごはんが少量でも満足感を得られます。とはいえ、おかゆをかき込むような食べ方は禁物。食物繊維の多い食事と組み合わせて、よく噛んで食べるようにしましょう。

そして、栄養バランスよくとることが大切ですから、タンパク質はややふやして、脂質はそのまま、糖質だけをふだんの10～15％減らすようにするといいでしょう。

ごはん党の人は今日から〈オリーブオイルごはん〉で糖質の吸収を抑える

■〈ざるそば〉より〈天ぷらそば〉のほうが血糖が上がらない

日本人のソウルフード、あるいは伝統食といえば、米ではないでしょうか。その米を炊いたごはんを、私たちは子どものころから食べ続けています。

ごはん大好きという人もたくさんいます。それが、ごはんは血糖値を上げ、ヘモグロビンＡ1cにも影響していると急に言われても、きっととまどってしまうことでしょう。

ごはんを不安なく食べる方法があります。一つが、ごはんにオリーブオイルを加えて食べる〈オリーブオイルごはん〉です。オリーブオイルを加えると、ごはんを食べても、食後血糖値があまり上がらないことがわかっています。

「油が糖質の吸収を抑える」効果を知ったのは、おそば好きでいつも昼食にそばを食べてから来院される患者さんのおかげです。

私のクリニックでは、食後の血糖値を測り、自分の好んで食べるものが体にどのように影響しているかを自覚してもらっています。そば大好き患者さんの血糖値を調べて、私自身も意外な結果に驚いたのです。

シンプルなざるそばを食べたときよりも、天ぷらそばを食べたときのほうが、血糖値が低いのです。また、山菜そばよりもたぬきそばのほうが、血糖値が上がらないこともわかってきました。どうやら、油っこいメニューのほうが血糖値が上がらない、つまり、油がそばの糖質の吸収を抑えている、という結論に達しました。

油をとると動脈硬化が心配とおっしゃる方もいるかと思います。オリーブオイル、とくに絞りたてのエクストラバージンオイルには抗酸化物質が豊富で、その働きによって血管の老化が抑えられるのです。

こうしたことからも、〈オリーブオイルごはん〉を試してみる価値は、十分にあるのではないでしょうか。

コラム

〈オリーブオイルごはん〉の作り方

材料（1食分）
ごはん（茶わん1杯分＝約150g）に、オリーブオイル（小さじ1弱）をかけて、よくまぜ合わせる、それだけです。オリーブオイルは遊離脂肪酸が少ないエキストラバージンオイルがおすすめ。風味が苦手なら、ピュアオイルでもかまいません。オイルの香りが気になる人は、こしょう少々やレモン汁小さじ½を加え、さらにまぜます。

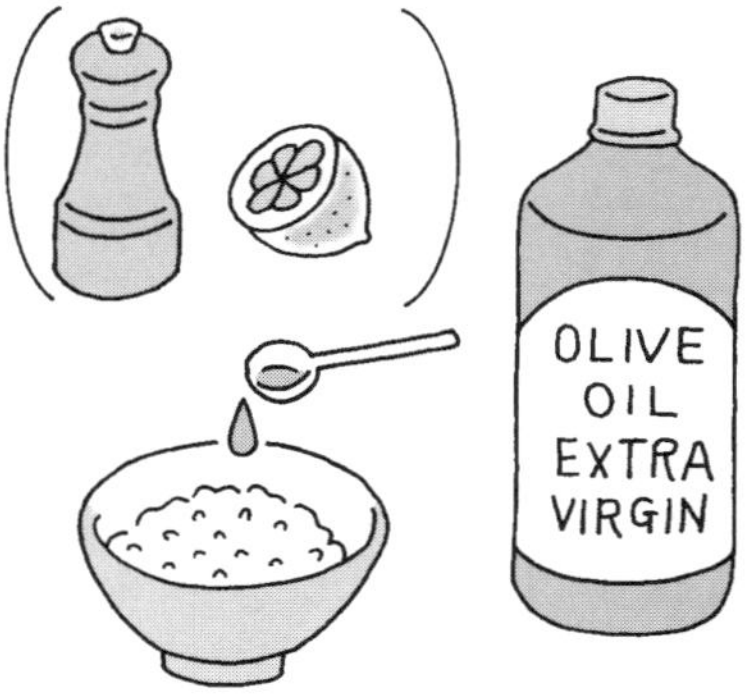

「食事はお酒を飲みながら楽しく」がヘモグロビンA1cを下げるコツ

アルコールはエンプティ・カロリーで脂肪をためることはない

ヘモグロビンA1cが高めのみなさんは、「お酒をあきらめなくてはいけない」と思っていませんか。食べてはいけないものはたくさんあるし、カロリーも控えなくてはと、きゅうくつな思いをされていて、もしもこれまで楽しみにしていた晩酌まで禁止されたら…… そのストレスは爆発してしまうかもしれません。

ストレスこそ血糖値ならびにヘモグロビンA1cを上げる大きな要因です。ですから、無理して好物をあきらめたり、自分を追いつめすぎたりするのは、けっしてよいことではありません。

じつは、血糖値、あるいはヘモグロビンA1cが高いからといって、アルコールを飲んではいけないということに根拠はありません。まず、カロリーの話をしますと、アルコールはたしかに高カロリーなのですが、〈エンプティ・カロリー〉といって、体内に入るとすぐに燃焼され、蓄積されないものなのです。

飲んだ翌朝は血糖値が下がっている！

さらに、血糖値に直接作用する成分、糖質についてですが、肝臓がアルコールを分解するために糖を使用するので、血糖値が上がるどころか、じつは下がる、という現象が見られます。

就寝中の食事をとらない時間には肝臓が血糖をつくるのですが、お酒を飲んだときにはその血糖も、アルコール分解のために使っているようです。なぜなら、アルコールを飲んで寝ると、朝の血糖値がいつもより低いからです。

「カロリーはOK。でも糖質は控えて」という食事法を指導している医師は、アルコールは糖質を含まない蒸留酒、つまり焼酎やブランデー、ウオッカなどをといいながら、なぜか糖質を含む醸造酒のワインもOKとし、その理由として飲んだあとに血糖値が上がらないからとしています。しかし、肝臓がアルコールを分解するために糖を使うということから考えますと、ビールや日本酒でもかまわないと、私は考えています。

量に関しては、もちろんへべレケになるほど飲むのは、体に大きなストレスとなりますから、避けるべきです。

自分で心地よいと感じられる範囲なら、厳密に戒める必要はないと思います。ただし、「つまみは焼いた肉や魚など、糖質の少ないものを選び、締めのラーメンやお茶漬けはご法度」ということは覚えておいてください。

体にいいとされる果物は、糖尿病には最も危険な食品

健康にいいはずの果物が、肥満や脂肪肝の原因になる

健康のために果物を毎日食べているという人は少なくありません。しかし、「果物は体によい」という健康常識は、疑ってみる必要があるようです。とくに、糖尿病や脂肪肝、肥満などに関しては、要注意の食べ物と考えなくてはなりません。

果物には果糖という糖質がたくさん含まれています。果糖というのはブドウ糖とともに、糖が単独で存在する単糖類で、消化される必要がなくそのまま吸収されますから、最もスピーディーに血液のなかに入ってきます。二糖類の砂糖は、糖が2つつながっていますから、これが消化・分解されて単糖類のブドウ糖となり、吸収されます。多糖類のでんぷんですと、糖がたくさん長くつながっていますから、これが消化・分解されて吸収されるのに、少し余分に時間がかかります。

果糖は吸収されるとすぐに肝臓でその10～20％がブドウ糖に、残りは中性脂肪につくり替えられます。中性脂肪は肝臓や脂肪細胞に蓄えられますから、これが多くなると、肥満を引き起こし、いま問題視されている脂肪肝の大きな原因にもなるのです。

血糖を上げないけれど糖尿病を進行させる

一方、血糖値の上がる速度を表すＧＩ値（24ページ参照）を見ると、果物類は意外と低いのですが、これは、果糖からはほんの一部しかブドウ糖がつくられないからです（血糖値は血液中のブドウ糖を測定する）。

こうしてみると、果糖を多く含んだ果物は、短期的には血糖を急上昇させることなくいいのですが、長期的には糖尿病を進める原因になります。果糖が脂肪に変わって貯蔵スペースをいっぱいにしてしまうため、あとから入ってきたブドウ糖が蓄えられる場所がなくなり、血液中にあふれてインスリンの働きを妨げ、インスリンの効き（感受性）を悪くしてしまうのです。インスリン抵抗性といわれます。

その結果、膵臓はさらにインスリンを分泌しようとして過労になり、インスリンの生産も低下してしまいます。

果物はビタミンCをはじめ、体に有効な成分をいろいろと含んでいます。だからといってむやみにとるのは考えもので、空腹時にいきなり食べたり、大量に食べたりすると肥満や脂肪肝につながり、糖尿病を進めます。

「食後に果物」といわれるように、お腹がいっぱいになったところで、ほどほどに食べるのがいいようです。

〈果糖〉の害をもたらすジュースやスポーツドリンク、スイーツにも注意

果糖はブドウ糖よりも毒性の強い糖化物質をつくる

果物に多く含まれる〈果糖〉の害は、前項で説明した「肥満や脂肪肝の原因になり、糖尿病を悪化させる」だけではありません。〈糖化反応〉（150ページ参照）によって、さらに重大な害をもたらすと考えられているのです。

糖化反応による害は、体を構成しているタンパク質にブドウ糖や果糖が結びついて生じるＡＧＥ（終末糖化産物）が、細胞を傷つけたり破壊するために起こります。これを起こさせる原因は、血液中のブドウ糖がふえる高血糖であり、血糖の変動とされます。

そしてその後の研究で、「果糖はブドウ糖よりもすみやかにＡＧＥをつくる」ことが、実験的に確かめられています。

さらに、わが国の糖化研究の第一人者である金沢医科大学の竹内正義教授は、「果糖からはさらに毒性の強いＴＡＧＥ（ＴｏｘｉｃＡＧＥ）がつくられる」ことを明らかにしています。

ＴＡＧＥは細胞にある受容体に結合して毒性を発揮しますが、その結果、糖尿病の合併症であ

る網膜症や腎症を引き起こすほか、がん細胞の増殖を促してがんを発症させたり、認知症を引き起こすアルツハイマー病の原因になると考えられています。さらには、心臓や脳などの血管障害、高血圧、お年寄りの関節疾患、痛風などとの関連もいわれています。

注意すべきは加工食品に含まれる〈果糖ブドウ糖液糖〉

さて、最近いろいろな加工食品や調味料の包装などに表示されている「原材料名」のなかに、〈果糖ブドウ糖液糖〉という名をよく見かけます。

これはとうもろこしなどのでんぷんを果糖とブドウ糖に分解して作ったもので、甘味料として食品に添加されています。とくに、甘味飲料やスイーツにはたくさん入っていて、果糖やブドウ糖の多量摂取の原因になっています。果糖は味覚中枢を刺激して満足感を与える作用があるため、くせになったらやめられなくなり、たくさん食べてしまうのです。

そのため、血糖を上げる、肥満を招く、糖尿病を引き起こすことなどが心配されています。先にあげたような果糖の過剰摂取による害を憂慮する声があがりはじめています。アメリカではすでに、一部で使用制限が行われているとも聞きます。

こうした健康被害の防止のためにも、〈果糖ブドウ糖液糖〉を多く含んだ甘味飲料や甘いお菓子類には注意が必要です。

血糖値の急上昇を招く〈早食い〉を防ぐ法

■早食いは肥満の重要な原因

太っている人というのは、だいたいが早食いです。早食いが肥満の重要な原因になるからです。私たちが「お腹がいっぱいになった！」と感じるのは、食事をして糖質が吸収され、ブドウ糖が血液中にふえ、それを脳にある満腹中枢が感知するからです。

通常、満腹中枢が刺激されて満腹感を感じるのは、食事を開始してから20分後です。ところが、早食いの人ははじめからどんどん食べてしまうために、満腹信号が発せられる前に大量に食べ物をとり込んでしまい、食べすぎになりがちなのです。

また、早食いをすると、吸収されたブドウ糖が一気にふえて、血糖値が急上昇するために、膵臓からインスリンが大量に分泌されます。

インスリンは血液中の余分なブドウ糖を脂肪細胞に送り込みますから、どうしても早食いの人は太ってしまうのです。インスリンが肥満ホルモンと呼ばれるゆえんです。

よく噛めば、肥満も糖尿病も歯周病も改善

糖尿病の治療や予防のためには、早食いを改めることが大切です。そのために、私は「1口食べたら31回噛みなさい」と指導しています。一般には20〜30回噛むようにといわれますが、「とどめの1回」までしっかり噛むようにと、31回にしたのです。

よく噛んで食べると、食べ物がこまかく砕かれ、唾液の分泌も高まり、食べ物によくまざりますから、消化吸収がよくなり、満腹感を感じるのも早くなります。箸置きを用意して、口に食べ物を入れたら、箸をおいて、噛んでいる間は箸をとりません。箸を手に持ったままだと、つい食べ物に箸を伸ばしてしまい、早食いになるのですが、それを防ぐことができます。

ゆっくりよく噛む効用は、早食いを防ぐだけではありません。噛む刺激は歯ぐきを丈夫にします。分泌される唾液がふえて、口のなかの汚れを洗い流しますし、唾液に含まれる殺菌作用の成分によって、歯周病菌を退治し、歯周病を予防します。

歯周病は糖尿病を進め、糖尿病は歯周病を悪化させますから、よく噛むというのは、いろいろな面で糖尿病や歯周病の予防・改善に役立つのです。

よく噛めば、食べ物の味わいもよくなってきます。噛む回数ばかり気にするとストレスになりますから、噛むことによって出てくる味わいを楽しみながら、食事を大いにエンジョイして、ストレスを解放しましょう。

夜食はだめ、夕食は午後9時までにすませること

働きバチ日本のサラリーマンは太る宿命にある

日本人の糖尿病の重要な原因の一つとして、夕食をとる時間がおそいことがあげられます。外国人を見ていると、食事時間になると何をおいても食事に行ってしまいます。日本のサラリーマンは食事時間がきても仕事をつづけ、仕事が一段落してはじめて食事をします。おそくまで残業をして家に帰ってから食事をする人が多く、夕食が10時、11時というサラリーマンもざらです。

このような生活は、肥満や糖尿病のためには、絶対に避けなくてはなりません。

夜おそく食事をしてそのまま寝ると、本来は血糖値が下がって膵臓はインスリンの製造を休む時間なのに、食事を食べたばかりで血糖は高い状態ですから、膵臓はインスリンをつくるために働かなくてはなりません。

膵臓にかかる負担が大きくなり、インスリン分泌の低下を招きます。

寝る前の食事は肥満のもと

寝る前に食事をすると太るといわれますが、これは科学的にも証明されています。

寝ているときには成長ホルモンが分泌され、日中の活動で傷ついた細胞を修復するなどの作業をしていますが、同時に蓄えている脂肪を燃やして必要なエネルギーを供給するという働きもあります。

寝る前に食事をして血糖が高くなっていれば、エネルギーを供給する必要はありませんから、蓄えている脂肪の消費は少なくなります。

また、寝ている間に血糖が高いと、インスリンの働きで余分なブドウ糖は中性脂肪につくり替えられて肝臓や脂肪細胞に蓄えられますから、どんどん太ってしまいます。

さらに最近の研究によって、BMAL1（ビーマルワン）というタンパク質との関連もいわれています。BMAL1は体内時計をコントロールする働きがあって、夜の10時～午前2時ころが分泌のピークを迎えます。

脂肪をため込む作用もあり、その時間帯に血糖が高ければ、それが脂肪につくり替えられ蓄えられますから、肥満を助長することになります。

体のこうした仕組みから見ても、夜おそい食事は糖尿病にとってマイナス要因が多すぎます。夕食はおそくも9時までにはとって、就寝までには少なくとも3時間はあけるようにして、夜食は禁止というのが大切です。

眠りのメカニズムから明らかにされた糖尿病に最適な睡眠法

睡眠時間が6時間以下の人は糖尿病の発生率が高いというデータが

眠りには、深い眠りの〈ノンレム睡眠〉と、浅い眠りの〈レム睡眠〉があり、約1時間半周期でこれを繰り返して、一晩の眠りが構成されます。

ノンレム睡眠中はぐっすりと深い眠りになり、その間は成長ホルモンが分泌され、その作用で壊れた細胞を修復したり、古くなった細胞を再生したりしています。

一方、浅い眠りのレム睡眠時には、昼間体験した出来事や入手した情報の整理が行われています。コルチゾールが分泌されて、肝臓の脂肪を分解してブドウ糖をつくり、血糖値を上げる働きをしています。睡眠中は食事をしないので、血糖値がしだいに下がっていきますが、下がりすぎて低血糖にならないようにしているのです。

一方で、寝ている間も膵臓からインスリンが分泌され、血糖値が高くなりすぎないよう、ちょうどいい高さに調整しています。ただ、糖尿病の人はインスリンの分泌が悪いので、朝起きたときの血糖値は高くなりがちです。

ところで、睡眠不足だったり質のいい睡眠がとれていないと、コルチゾールの分泌が悪くなります。朝起きたときには低血糖の状態で頭も体も働きません。また、インスリンの分泌も悪くなり、血糖値が高くなります。血糖コントロールが失われてしまいます。睡眠時間が6時間以下の人は糖尿病の発生率が高いというデータもあります。

血糖値を下げるための睡眠習慣のコツ

睡眠時間は理想は1日に6~7時間ですが、最低でも6時間はとるようにしましょう。就寝時間は、日が変わらないうち（午前0時前）に寝るのが、質のいい睡眠をとるポイントです。この時間に寝ると、より深いノンレム睡眠がとれ、ぐっすりと質のよい睡眠が得られるのです。

眠りの深さというのは、時間帯によってきまっているようで、午前0時より前は眠りが深くなりますが、そのあと朝に向かっては、ノンレム睡眠は眠りが浅くなり時間も短くなります。これは、眠りについた時間と関係ありませんから、夜明け近くなって就寝すれば、浅い睡眠しかできず、質のいい睡眠が得られないのです。

飲食は寝る3時間前までに終わらせ、午前0時までには眠りについて、少なくとも6時間は眠るというのが、糖尿病の人も含めて、理想の睡眠法といえるようです。

疲れたときにはコーヒー・ブレイクならぬ〈チョコレート・ブレイク〉を

チョコレートには血糖を下げ、肥満を防ぎ、高血圧を改善する効果がある

疲れたときに、ちょっとお茶を飲んだり、お菓子をつまんだりして休むと、疲れが癒されて、そのあとの仕事や勉強への活力が新たにわいてきます。コーヒーを飲んでブレイクするのがコーヒー・ブレイクなら、糖尿病や認知症の予防にはチョコレート・ブレイクをおすすめします。

糖尿病に甘いチョコレートというと、意外に思われるかもしれませんが、チョコレートの原料であるカカオに含まれるカカオポリフェノールには、血糖を下げる作用のあることがわかっています。

また、ダイエット効果もあって、肥満の予防・改善にも役立ちます。チョコレートの甘い香り、口のなかでとろける感じなどが、幸福感を生み出し、同時に満腹中枢を刺激して、食欲が抑えられると説明されています。そのほか、血圧を下げる作用のあることも実験的に明らかにされています。

とはいえ、砂糖のたくさん入った甘いチョコレートはいけません。血糖を上昇させるし、肥満

を招きます。最近は、健康効果をねらってカカオの割合を多くした商品が、お菓子メーカーからいろいろと発売されています。「ダークチョコレート」といわれるもので、そうした商品を選んでください。

糖尿病の人がかかりやすい認知症もチョコレートが予防する？

さらに最近の報告では、チョコレートは認知症を予防する効果が期待されるとのことで、注目を浴びています。これは愛知県蒲郡市と愛知学院大学・大澤俊彦教授の研究室の共同研究によるものです。

蒲郡市民347人（45〜69才）に、カカオ含有量70％以上のダークチョコレートを、1日25g（板チョコ約2分の1）を4週間にわたって食べてもらいました。そして、実験の前と終了後に血液を採取して、血液中のBDNFという成分を調べたところ、摂取前が6・1ng／mℓだったのが、摂取後は7・4ng／mℓに上昇していました。

BDNFというのは、脳由来神経栄養因子と訳されますが、脳内の神経細胞の成長を促したり維持したりする作用を持つタンパク質で、記憶力や認知力に重要な影響を及ぼす物質なのです。年齢とともに減少してくるこの物質が、チョコレートを食べて増加したということは、認知症の予防に役立つのではないかと期待されます。

緑茶にはヘモグロビンA1cを下げる作用があり、認知症や歯周病にも有効

緑茶を飲めば健康長寿になれる

静岡県の浜松市は、健康で長寿の人たちが日本で最も多い都市です。ちなみに第2位は同じく静岡県の静岡市。

この二つの都市に共通しているのは日本屈指のお茶の産地であること、そして日常的に緑茶をたくさん飲む（全国平均の2倍）ことです。静岡県は気候が温暖であり、長い海岸線があって海産物がゆたか、農産物の生産量も多く、生活環境に恵まれているといったことが、健康な長寿に役立っているものと思われます。そのなかでとくに注目すべきは、やはり県の特産品である緑茶です。

緑茶の健康効果についてはかなり前からいわれていたのですが、本格的にその研究が始められたのは40年ほど前からでした。

きっかけは〈がん〉で、日本全国の死亡統計を見ると、がんによる死亡率がいちばん低いのが静岡県で、とくに胃がんが少なかったのです。さらに調べると、お茶の生産地ほど胃がんによる

死亡率が低く、しかもお茶をたくさん飲んでいる人ほど、胃がんになりにくいことがわかりました。

それと同時に、緑茶の生活習慣病に対する効果についても研究が始められ、いろいろな効用がわかってきました。血圧を下げる作用があり、高血圧の予防・改善に効果がある、コレステロール値を改善して脂質異常症・動脈硬化を予防する、心筋梗塞や脳梗塞の原因になる血栓ができるのを防ぐ、血糖を下げて糖尿病を改善する、殺菌作用で歯周病を予防する、などです。最近は、認知症予防にも効果のあることが明らかにされています。

1日7杯のお茶で血糖値が下がる

緑茶には血糖を下げる作用のあることが研究で明らかにされています。その主役となるのは緑茶に含まれるカテキンで、消化酵素のアミラーゼの働きを妨げて、砂糖やでんぷんなどの糖質の消化・吸収を遅らせ、血糖値の上昇速度をおそくするのです。そのほか、緑茶に含まれるポリサッカライド（複合多糖類）にも、血糖の上昇を抑える作用があるとされます。

静岡県立大学での研究によれば、緑茶を1日に茶飲み茶碗7杯ほど飲むことで、血糖値が改善したとの報告がなされています。

ぜひとも、毎日せっせとお茶を飲む習慣をつくりたいものです。

茶葉をヨーグルトにまぜる〈お茶ヨーグルト〉は糖の分解を遅らせ血糖値を下げる

いれたお茶に出るカテキン量は約20％！　茶がらに残された成分も利用しよう

前項でもお話ししたように、緑茶には血糖値を下げ糖尿病に効果があるほか、認知症予防・改善などの効果も期待できます。その効き目の主役であるカテキンをたっぷりとるには、茶葉をまるごととるのが効果的です。

茶葉に熱湯を注いだ液体のお茶に出るカテキン量は限られていて、およそ20％程度、80％以上は茶葉に残されてしまうとされます。

そのため、緑茶の血糖降下作用を期待するなら、茶葉をまるごととるのがよく、茶葉そのものには食物繊維などが含まれています。市販の茶葉を、そのままあるいは粉末にして料理などに利用するといいでしょう。お茶をいれたあとの茶がらを干しておいて利用すれば、より経済的です。

顆粒状のお茶のほとんどは、お茶の成分だけを抽出したものを固めていますから、カテキンや食物繊維はあまり含まれていないと思われます。抹茶であれば、成分はそのまま含まれています。

さて、緑茶の血糖を下げる作用を利用する方法として、〈お茶ヨーグルト〉を紹介しましょう。

文字通りお茶とヨーグルトをまぜて食べるデザート感覚の食べ物ですが、これは食前に食べるのが効果的です。

ヨーグルトを食事前に食べておくと、食後の血糖値の上昇を抑える効果があることがわかっています。ヨーグルトなどの乳製品には、消化された食べ物が胃から小腸に送られるスピードを遅くする作用があるのです。

また、乳製品には乳清タンパクというものが含まれていて、インクレチンというインスリンの分泌を促してくれるホルモンを小腸から分泌させる働きを持っています。食欲を抑える作用もあるといわれます。これに緑茶が持っている、血糖を下げる作用が加わって、食事のあとの血糖の上昇がゆるやかになります。

コラム

〈お茶ヨーグルト〉の作り方

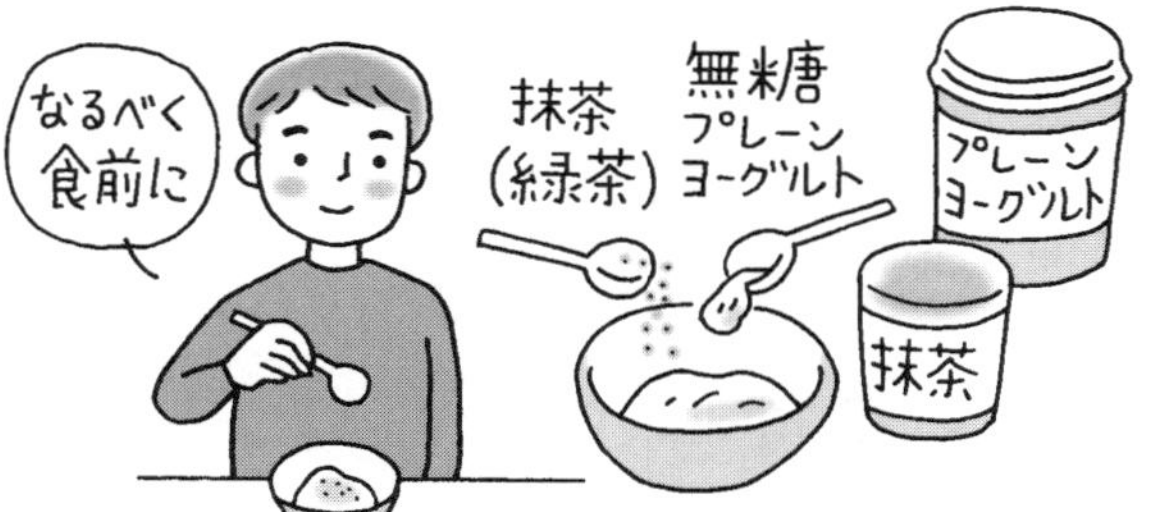

無糖プレーンヨーグルト（大さじ3）に、抹茶（小さじ2）をまぜて、食べればけっこうです。高価な抹茶でなくても、家にある緑茶、あるいはお茶をいれたあとの茶がらを乾燥したものでもかまいません。その場合はすりこ木でこまかくなるまで砕いてからまぜます。なお食前のほうが糖質カットの効果は大きくなります。

糖尿病を引き起こす〈歯周病〉とはこんな病気

■歯ぐきのはれや出血、ムズムズ感に注意

〈歯周病〉はかつては〈歯槽膿漏〉といわれていた歯ぐきの病気です。歯槽膿漏とは歯肉から膿が出ているという、症状をあらわす言葉で、いまはあまり使われなくなっています。

さてこの歯周病は、網膜症や腎症と同じように糖尿病の合併症であり、逆にまた糖尿病を発病させたり悪化させたりする原因にもなります。歯周病について簡単に説明しておきましょう。

歯周病のはじまりには、歯肉のへりが赤くはれたり、歯をみがいたときに出血する、歯ぐきがむずがゆい、水を口にしたとき歯や歯ぐきがしみるなどがみられますが、痛みはほとんどありません。

この状態を〈歯肉炎〉といいます。

ほうっておくと、歯と歯ぐきの間にあるすき間に炎症が起こって、そのすき間をしだいに深くしていきます。こうしてできた溝を〈歯周ポケット〉といいます。

歯周病は歯を失わせる最大の原因

深くなった歯周ポケットのなかは、歯周病菌をはじめとする細菌の隠れ家となり、そこで繁殖した歯周病菌は炎症を広げて、歯周ポケットをさらに深くしていきます。

この状態を歯周炎といいます。歯ぐきの歯肉が後退していくので、歯が露出してきて、大きくなったように見え、歯がグラグラしたり、血や膿が出たりします。

さらに進行すると歯槽骨が破壊されて歯を支えることができなくなり、歯は自然に抜け落ちてしまいます。歯槽骨が破壊された状態まで進行すると、もう元の状態に戻すことはできません。ここまで進む前に、できれば歯肉炎の段階で歯科医師を受診したいものです。

歯科医師は、歯周ポケットを掃除して、歯石をとり、ブラッシング（歯みがき）などのオーラルケアを指導してくれるでしょう。これだけで、歯ぐきの炎症はおさまり、歯周ポケットはなくなり、すっかり元に戻ります。

ただし、歯周病菌にしても虫歯菌にしても、口の中の常在菌ですから、治療をしてもすべてを退治することはできません。油断をしてブラッシングなどをおこたっていると、たちまち繁殖を再開して歯ぐきに炎症を起こします。

細菌のかたまりであるプラーク（歯垢《しこう》）をためたり、みがき残したりしないよう、常日ごろからていねいなブラッシングを心がけていただきたいと思います。

糖尿病の重要な原因である歯周病を予防する手だてとは

■歯周病菌はいろいろな全身病の原因になっている

歯周病の最大の原因は〈プラーク〉です。プラークは日本語では〈歯垢〉、まさに歯にこびりついたアカ（垢）であって、俗に歯くそなどともいわれます。プラークは単なる食べかすのかたまりではなく、歯周病菌などの細菌の巣窟といえるのです。わずか1㎎のプラークのなかには、10億個もの細菌がいて、そのなかにはミュータンスなどの虫歯菌や歯周病菌など、わかっているだけで10種類にもなります。

これらの細菌が、虫歯をつくったり、歯周ポケットに入り込んで歯周病を進行させたりしますが、それだけではなく、全身病に対してもいろいろと悪さをしていることがわかっています。歯周病菌が起こした炎症から生じたサイトカインがインスリンの働きを妨げて糖尿病に悪影響を及ぼします。

血液中に入った歯周病菌が血管に感染して炎症を起こすのが動脈硬化を進める一因になり、また、心筋梗塞を起こす原因となった血栓を調べると、中から歯周病菌が見つかり、心筋梗塞の一因になっているといわれます。

■〈プラーク・コントロール〉こそが歯周病菌排除の決め手

歯周病や糖尿病などを予防・改善するには、その原因となるプラークを除去しなくてはなりません。このことをプラーク・コントロールといいます。そのために大事なのがブラッシング（歯みがき）です。正しい歯みがき法を身につけるために、歯科医師を受診して、歯と歯ぐきの健康診断を受けるとともに、その指導を受けましょう。

そのとき同時に教えてくれると思いますが、デンタルフロス（糸楊枝《ようじ》）や歯間ブラシを使って、歯の間にたまったプラークを取り除くことが大事です。歯ブラシでみがいただけでは、プラークの58％しか除去できませんが、歯間ブラシを併用すると95％が取り除けるという効果がみられました。

プラークを落とさずにほうっておくと、およそ2日後にはバイオフィルムという、薄いけれど強靭な膜をつくって、そのなかで菌は増殖します。さらにその2週間後にはカルシウムと結びついて歯石をつくり、そこにプラークが付着して菌がますます増殖しやすくなります。

歯石もバイオフィルムもできてしまったら、歯科医師にとってもらわなくてはなりませんから、プラークのうちに取り除くようにしたいものです。

歯周病の予防に役立つ食品と効率のよい食べ方とは

■口の中を清掃して歯周病を防ぐ食べ物

歯周病の温床であるプラークは、水以外のものを口にすれば必ず発生します。しかし、食べ物によってもこのプラークを取り除くこともできます。

最近では、口腔内をきれいにする清掃食品や、歯を強くする食品、抗菌作用のある食品などの研究が進められています。

清掃食品のなかで、梅干しや酢の物、酸味の強い果物などは「間接性清掃食品」といわれます。いずれも想像するだけで口の中に唾液が出てくるほどですから、これを食べて分泌されたたっぷりの唾液で、食物の残渣（食べかす）がきれいに洗い流されます。唾液には殺菌作用のある成分も含まれています。

食物繊維の多い食品は「直接性清掃食品」といわれ、よく噛むことによって、歯や粘膜の表面が清掃されます。ブラッシングの前の簡単清掃といった役どころでしょうか。

にんじん、ごぼう、レタス、セロリなどの生野菜が最適です。唾液の分泌促進とともに、食物繊維が多くかたいので、あごの骨や歯ぐきを鍛えるのにも役立ちます。

■歯や歯ぐきを丈夫にする食べ物

また、昔から「カルシウムは歯を強くする」といわれますが、カルシウムは歯や歯を支える歯槽骨も丈夫にします。多く含むのは、牛乳や乳製品、魚介類、海藻などです。しいたけなどのビタミンDを多く含む食品を同時にとると、カルシウムの吸収がよくなります。乳製品の中でも、糖分を加えていないプレーンヨーグルトは、口腔内の悪玉菌の増殖を抑え、口臭予防にもなります。

ちなみに「牛乳は噛んで飲め」というのは正解。牛乳はアルカリ性食品なので、噛むようにして口の中に行き渡らせると、食事で酸性に傾いた口腔内を中性に近づけて歯を守ったり、強くしたりします。牛乳由来成分のCPP-ACP配合のガムや歯みがき剤などは、この効果をねらったものです。

このほか歯によい飲み物としては、なんといっても緑茶です。緑茶に含まれるカテキン（ポリフェノールの一種）には抗菌作用があるため、食後のお茶一杯が歯周病予防に役立ちます。食後すぐにブラッシングできないときなどは、ぜひ最後にお茶で口をすすぎながら飲んでください。

糖尿病の人も脂肪肝の人も〈肝臓の脂肪落とし〉でヘモグロビンA1cを改善

糖尿病の大敵〈脂肪肝〉を見つける

162ページでもお話ししますが、糖尿病と脂肪肝はとても密接な関係にあって、糖尿病の人のほとんどは脂肪肝になっています。脂肪肝になってもほとんど症状がないものですから、気づかずにいますが、肝臓病を改善してヘモグロビンA1cを安定させるには、肝臓にたまった脂肪を減らす〈肝臓の脂肪落とし〉を実践することが重要です。

ではまず、あなたの肝臓に脂肪がたまっているかどうかを、下の〈脂肪肝度チェックリスト〉で調べてみましょう。そして、最近受けた健康診断の結果を見て、ALT（GPT）の値をチェックしてください。

あなたの肝臓は大丈夫？

脂肪肝度チェックリスト

5個以上あてはまったら脂肪肝の危険が！

- □朝食を食べない日が多い
- □夜食を食べる
- □間食をする
- □果物をたくさん食べる
- □一品ものの食事が多い
- □食べ残さない
- □食べるのが早い
- □睡眠時間が6時間以下
- □数年で体重が5kg以上ふえた
- □エスカレーターや車の利用が多い

基準値は5〜30U／*dℓ*ですが、20U／*dℓ*を超えていたら、肝臓に脂肪がたまっていると考えなくてはなりません。もしも脂肪がたまっているようであれば、〈肝臓の脂肪落とし〉に有効な体操と料理を紹介しますので、ぜひ実行してみてください。

スロー筋トレで自宅で脂肪落とし**〈スロースクワット〉**

〈スロースクワット〉のやり方

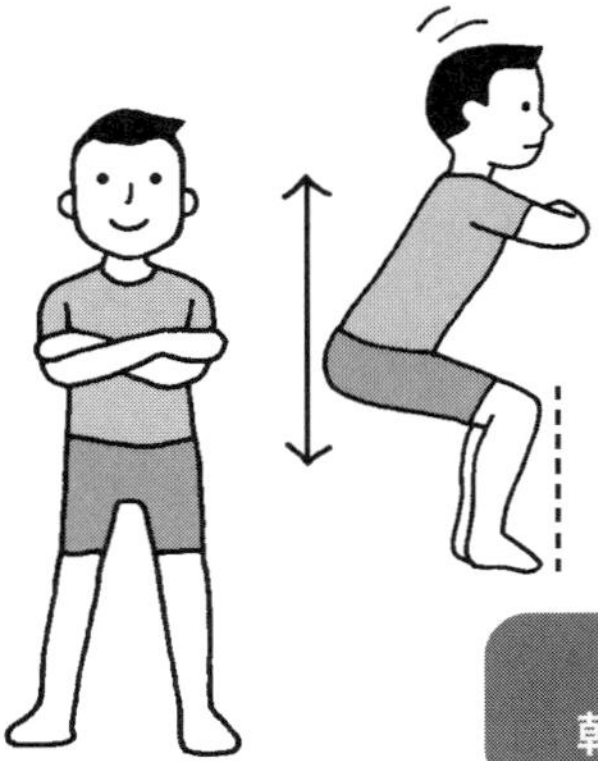

❶両足を肩幅くらいに開き、両手を腕組みして立ったまま、少しだけ腰を落とす
❷息を吸いながら、ゆっくりとひざを曲げる
❸息を吸いながら、ゆっくりとひざを伸ばす
❹②〜③を5回繰り返す。屈伸を短い時間で激しく行うとひざを痛めるので注意

呼吸をしながら
朝晩に1セットずつ行う

移動の合間に脂肪落とし**〈ドローイン〉**

〈ドローイン〉のやり方

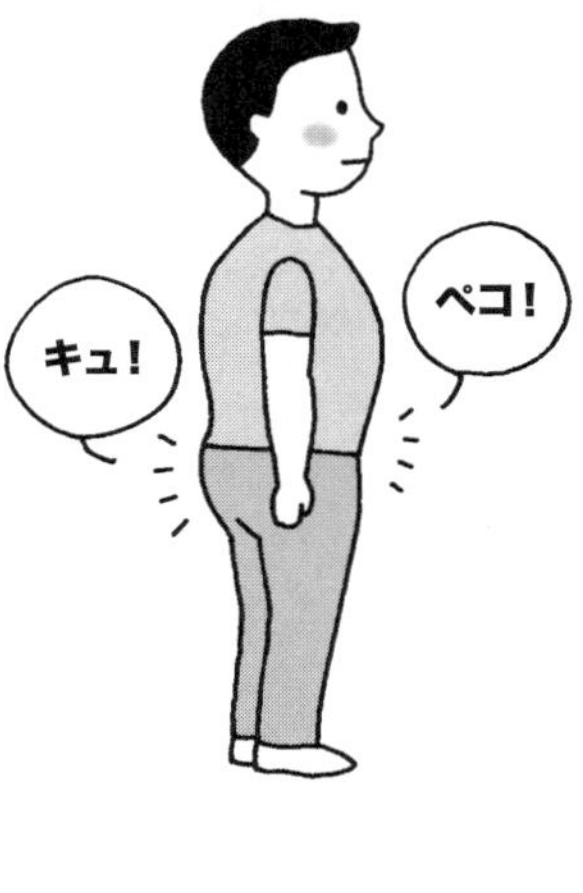

❶自然に立った状態で、お腹をへこませたまま、お尻を締める
❷そのまま20〜30秒キープする

気づいたときに
こまめに行う

糖尿病にも
脂肪肝にもおすすめ
【肝臓の脂肪落とし】特選レシピ

レシピ／
フードコーディネーター・清水紀子

二日酔いにも効果バツグン！
〈あさりのプチトマト煮〉

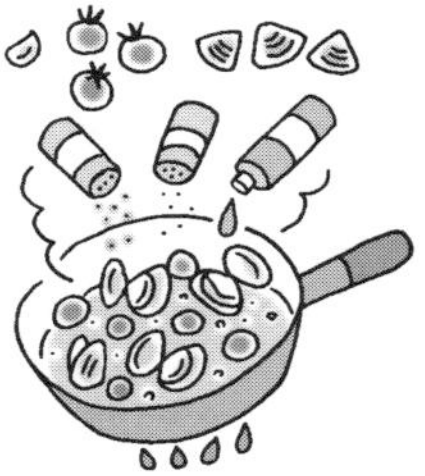

代謝を促すプチトマトのクエン酸とあさりのタウリンが肝機能を改善！

材料（2人分）
あさり…1カップ
プチトマト…1パック
にんにく…小1片
オリーブオイル…小さじ2
塩、こしょう…各少々

作り方
❶あさりは砂を抜いたのち、殻の汚れをよく落とす。プチトマトはヘタをとり、2等分にする。にんにくはみじん切りにする
❷フライパンにオリーブオイルとにんにくを入れて、中火にかける
❸いい香りがしてきたら、あさりとプチトマトを加えてざっと炒める
❹フタをして蒸し煮にし、あさりの口がすべて開いたら火からおろし、塩、こしょうで味をととのえる

血液をさらさらにして肝臓を元気に
〈たこと玉ねぎのカレー炒め〉

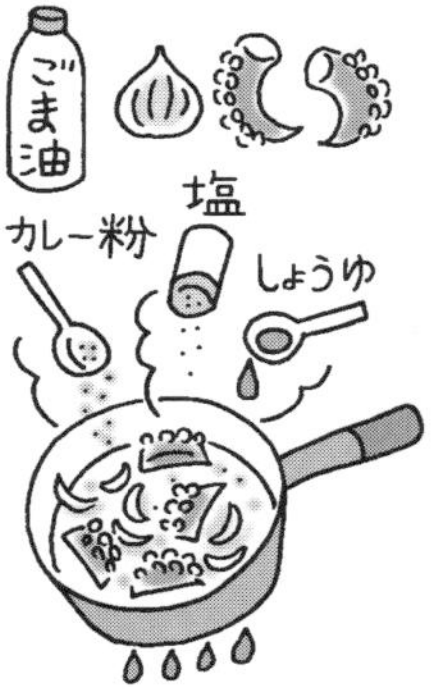

材料（2人分）
ゆでだこの足…120g
玉ねぎ…½個
ごま油…大さじ1
カレー粉…小さじ¼
塩、しょうゆ…各少々
刻みパセリ…お好みで
※ゆでだこがなければ、生のたこの足120gを熱湯でさっとゆでる

作り方
❶たこは食べやすい大きさに乱切りにする。玉ねぎはくし形切りにする
❷フライパンにごま油をひいて中火にかけ、玉ねぎを入れ炒める
❸玉ねぎのいい香りがしてきたら、カレー粉を振り入れ、たこも加えてさらに炒める
❹玉ねぎにシャキシャキ感が残るくらいの段階で塩としょうゆを加えまぜ、火からおろして刻みパセリを振る

たこのタウリンとカレー粉のクルクミン（ウコンの黄色い色素）が肝機能を改善し、玉ねぎが血液をさらさらに

お腹にやさしく食べやすい

〈えのきの卵とじ〉

卵に含まれるレシチンが肝機能を改善し、えのきだけの食物繊維が血中コレステロールを下げる

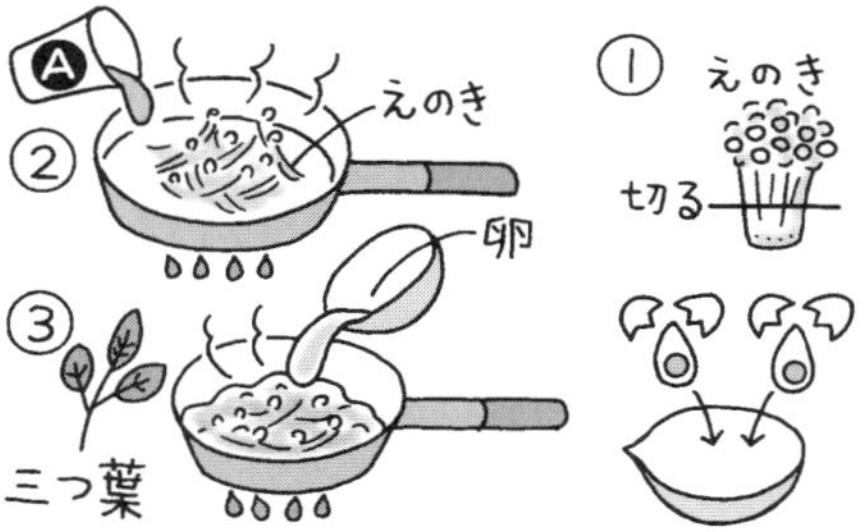

材料（2人分）
卵…2個
えのきだけ…小1袋
Ⓐ
┌だし汁…50㎖
│みりん…大さじ1
└しょうゆ（薄口）…小さじ2
三つ葉…お好みで

作り方

❶えのきだけは石づきを落としてほぐし、卵はといておく
❷浅めの鍋かフライパンにⒶとえのきだけを入れて中火にかける
❸煮立ったら卵を回し入れ、ときどき鍋をゆすりながら火を通し、卵がほどよく固まったら、火からおろし、三つ葉のざく切りを散らす

おかずの添え物としても活躍する

〈納豆の梅肉あえ〉

納豆のサポニンが肝機能、脂質代謝を高め、梅干しのピルビン酸が肝機能を強化

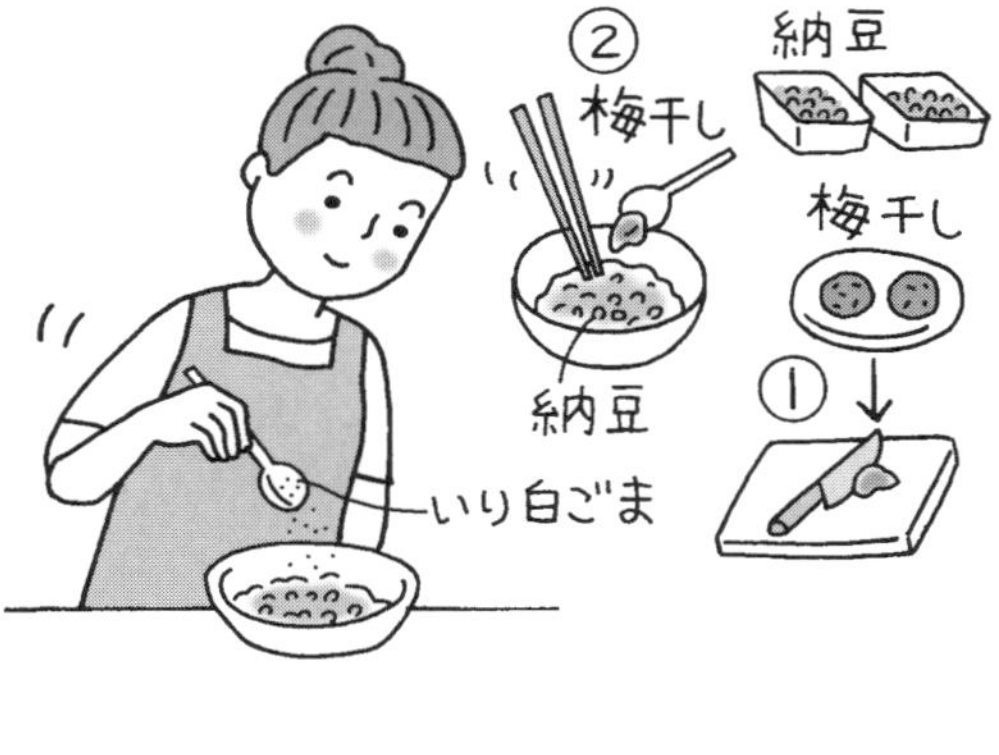

材料（2人分）
納豆…2パック（40g×2）
梅干し…中2粒
いり白ごま…少々

作り方

❶梅干しは種を除いて、梅肉をたたく
❷納豆に①を加えてねり、器に盛って白ごまを振る

Column

低血糖の危険と低血糖になったときに行うべきこと

糖尿病の患者さんはときどき低血糖を起こすことがあります。重症になると意識を失い、昏睡状態におちいり、生命の危険にさらされます。

低血糖を起こさないように注意するとともに、起こしたときの対策を知っておくことがたいせつです。

〔症状〕

初期には、あくび、不快感、集中できない、考えがまとまらないなどの軽い症状があらわれ、次いで、目がちらつく、だるい、眠気、吐き気、いらいら、頭痛・頭重などが出てきます。

そのままほうっておくと、急に体調がおかしくなり、冷や汗、手のふるえ、動悸、めまい、顔面蒼白などの症状が出るようになります。そして、最終的には、意識を失い、けいれんを起こしたり、深い昏睡におちいります。

〔対策〕

すぐに活動を中止してブドウ糖や砂糖を水に溶いて与えます。ブドウ糖の入った飲料でもかまいません。砂糖やブドウ糖、それを含む飲料を持ち歩いて、いざというときにはすぐにとるようにするといいでしょう。

昏睡状態におちいったら、すぐに病院に運ぶなり、救急車を呼ぶなりします。ふだんから低血糖への対策の指導を医師から受けておきましょう。

PART 6
糖尿病の正しい知識が身につく
《最新医学知識編》

ふえつづける糖尿病、しかし治療を受けていない人がこんなに多い

日本でも世界中でもふえつづける糖尿病

厚生労働省の国民健康・栄養調査（平成24年）によると、日本人の糖尿病患者の数は約950万人とされています。

これに、予備軍（糖尿病の可能性を否定できない人約1100万人）を含めると、約2050万人にものぼることがわかります。

糖尿病は世界中でふえつづけていて、2014年時点で世界中の糖尿病患者は3億8670万人にも達し、今から約20年後の2035年には5億9200万人にまで増加するものと考えられています。特に中国やインドなど人口の多い国々では増加率も高く、2014年時点で、中国が9629万人で世界トップ、インドも6685万人と第2位に位置しています。

50代以降になると急増する糖尿病、実は7割の人が治療を受けていない

糖尿病・糖尿病予備軍の推移(日本)

厚生労働省「平成24年国民健康・栄養調査」より

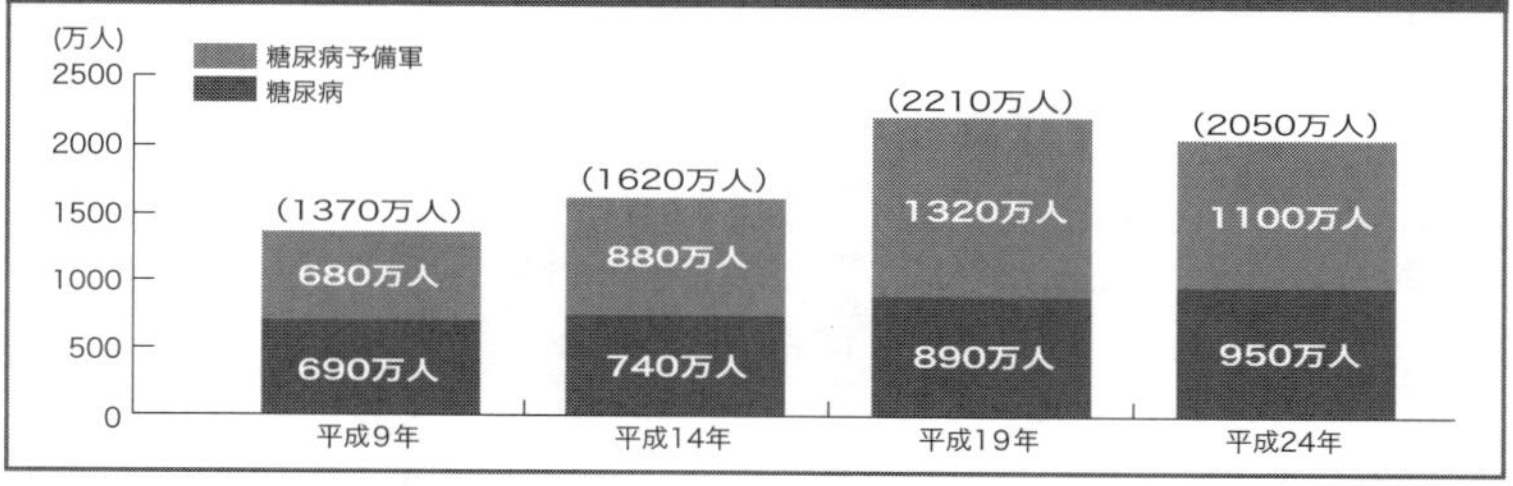

糖尿病は50代以降に急増する

厚生労働省「平成24年国民健康・栄養調査」より

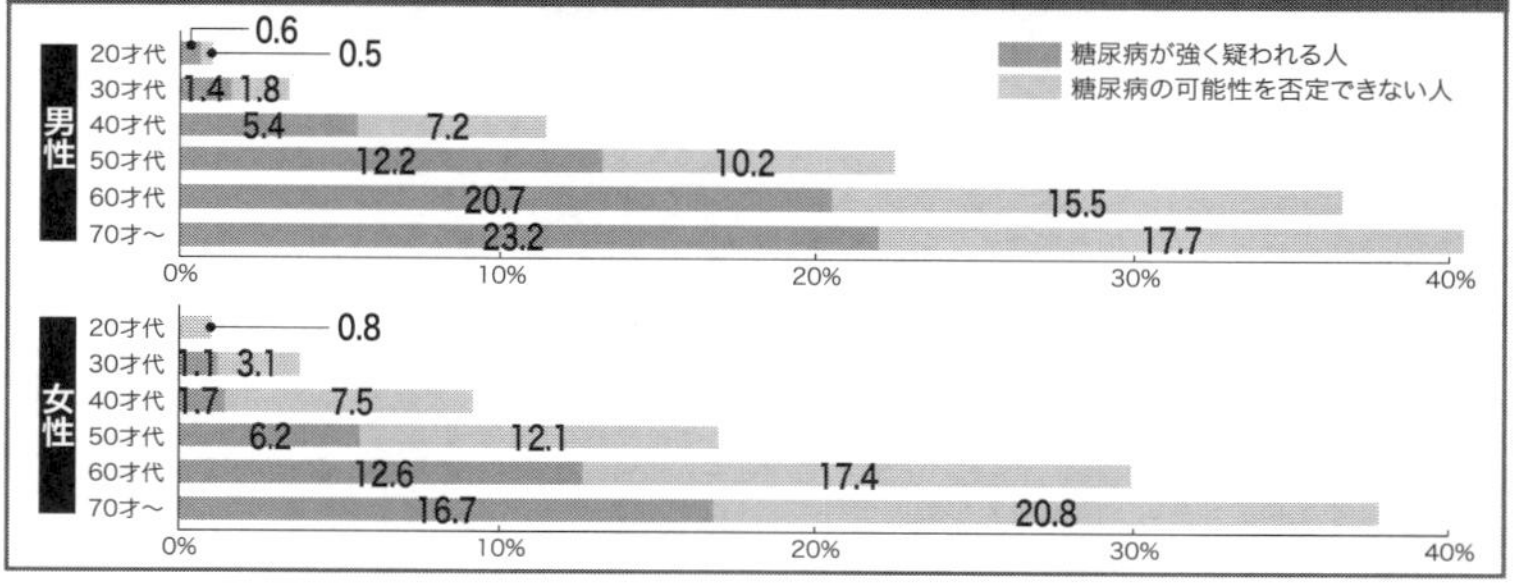

糖尿病は年齢とともにふえつづけます。糖尿病と糖尿病予備軍の人は40代からふえはじめ、50代以降に急増します。男性の場合、糖尿病と予備軍を合わせて、40代は約13%、50代は約22%、60代は約36%、70代以降は約41%と上昇していきます。

平成24年の調査では糖尿病予備軍の数が減少傾向にありますが、糖尿病の患者数はふえつづけています。それにもかかわらず、実際には糖尿病の人の実に7割は治療を受けていないといわれています。

健康診断で糖尿病あるいはその疑いがあると指摘されたら、きちんと治療を受けるようにしたいものです。

症状があらわれるより前に発見することが大切

症状があらわれたときには糖尿病はかなり進行している

血糖値が高くなっても、初めのうちは、症状らしい症状がありません。症状が出てくるのは発病してからかなり時間がたってからです。糖尿病が恐ろしいのは、自覚症状がないまま進行してしまうことです。自覚症状が出たときには病気がかなり進行していたり、合併症が始まっていることも少なくありません。

こんな症状が出たら危険信号

糖尿病の典型的な症状は以下のようなものです。

①のどが渇く・水を多く飲む

塩辛いものを食べたわけではないのに、空気が乾いているのでもないのに、のどがやたらに渇き、水が飲みたくなります。がぶ飲みすることもあります。夜中に、のどの渇きで目が覚めることもあるほどです。

②尿の量がふえる・甘いにおいがする

トイレが近くなり、尿の量がふえます。多量のブドウ糖を腎臓で再吸収しきれなくなり、尿と一緒にブドウ糖を排泄するためです。また、尿に糖が含まれているため、独特の甘ったるいにおいのすることがあります。

③異常に食欲がある

食欲が増してよく食べるわりに体重が減っていく、という症状もよくみられます。インスリンが不足して摂取した糖質をエネルギーとして利用できないため、不足するエネルギーを補おうとして筋肉中のタンパク質や脂質が使われて、体重が減ってしまいます。食べた糖質がすぐに尿に排泄されるため、すぐ空腹を覚えます。

④体がだるく、疲れやすい

エネルギーが不足するために、常に疲れがたまっているような感じがしたり、何もしたくないような倦怠感を覚えることもあります。

これらの症状があらわれるのは、糖尿病がかなり進行してからです。症状がなくても、定期的に健康診断をして、血糖値に異常が見られたら精密検査を受け、糖尿病ないしはその疑いがあるときには、すぐに治療を開始しましょう。糖尿病は症状のないうちからの対策こそが重要なのです。

体にとって大切な糖、その体内での働きのメカニズムを知ろう

■糖類はブドウ糖に分解されて血液中にとり込まれる

私たちが生き生きと活動していくためにはエネルギーが必要で、これを私たちは食物から得ています。食べ物に含まれる、糖質、脂質、タンパク質（この3つを3大栄養素という）からエネルギーをとっていますが、そのうち主なエネルギー源となるのが糖質です。

糖質は、甘い砂糖や果物などだけでなく、ごはん、パン、めん類などの穀類やいも類などにも、でんぷんという形で多く含まれています。

食物として食べた糖質は、消化液で分解されてブドウ糖になり、小腸から吸収されます。このブドウ糖というのが糖質のいちばん小さな単位であって、果糖とともに単糖類と呼ばれます。砂糖や蔗糖、麦芽糖は単糖類が2つ結びついたもので、二糖類といわれます。

単糖類が3つ以上結びついたものが多糖類で、その代表であるでんぷん（穀物やいも類の主成分）は数百から数万個の単糖類が結合しています。

この二糖類や多糖類は消化液の働きで結合がとかれ、単糖のブドウ糖になってはじめて吸収さ

れるのです。

インスリンは糖を細胞に送り込み、血液中の糖の量を調節している

吸収され血液のなかにブドウ糖が入ると、それに応じて、膵臓のβ細胞からインスリンというホルモンが分泌されます。

インスリンは血液中のブドウ糖を細胞に送り込む働きをしていて、全身の細胞にとり込まれたブドウ糖はエネルギーとして利用されます。

インスリンのこの働きによって、血液中のブドウ糖の濃度は、およそ1dℓ中に100mg（基準値は70～109mg／dℓ）になるよう調節されています。

食事をたくさん食べてしまって、エネルギーとして消費できずに血液中に余ったブドウ糖は、まず肝臓や筋肉の細胞に送り込まれ、グリコーゲンという物質に替えられて蓄えられます。それでもまだ余っていると、中性脂肪につくり替えられ、脂肪細胞や肝臓に貯蔵されます。

そして食物を摂取していないときや運動などをして筋肉にエネルギーが必要になったときに、グルカゴンやアドレナリン、コルチゾールなどのホルモンが分泌され、貯蔵されたグリコーゲンや中性脂肪を分解して再度ブドウ糖につくり替えて、血液中に供給されるシステムになっています。

糖が過剰になったとき働く唯一のホルモン・インスリンとは?

■血糖値の上昇を感知すると、β細胞がインスリンを分泌する

インスリンというホルモンは、膵臓にあるランゲルハンス島のβ細胞から分泌されます。ランゲルハンス島とはホルモンを分泌する細胞の集まりで、膵臓の中に海に点々と浮かぶ島のように見えることから、発見者の名前をとってこう呼ばれます。

β細胞は、血液中のブドウ糖がふえて、血糖値が上がったことを感知したときに、必要に見合った量のインスリンを分泌します。

インスリンはエネルギー源である血液中のブドウ糖を全身の細胞に送り込むとともに、余ったブドウ糖を筋肉や肝臓、脂肪細胞などに送り込んで蓄え、血液中のブドウ糖（血糖）を一定に保っています。

こうしてインスリンは血糖を下げて血糖値を調節しますが、この働きをするホルモンはインスリンたった一つだけです。

これに対して、血液中のブドウ糖をふやす働きのホルモンは、グルカゴン、副腎皮質ホルモン、

成長ホルモンなど幾種類かあります。これは、食糧不足と過重労働のため常に血糖が低値だった人類の歴史を物語っているといえるでしょう。

■インスリンの不足や効きの悪さが糖尿病を引き起こす

血糖を下げる働きを持ったたった一つのホルモンであるインスリンですから、これが不足したり働きが悪くなると、すぐに高血糖を引き起こしてしまいます。高血糖が起こるケースとしては次のようなことがあります。

①インスリンがほとんど分泌されない

β細胞がなんらかの原因で破壊された場合で、インスリンの補給が必要です。

②インスリンの分泌量が足りない、分泌のタイミングが悪い

そのために、食後の血糖値がなかなか下がらなくなります。

③インスリンが十分に働かない

分泌量は十分なのに、働きが悪いというケースで、「インスリン抵抗性」といいます。インスリンを受け入れる細胞の側に問題がある場合で、インスリンは細胞の表面にある「インスリン受容体」と結合してはじめて、ブドウ糖をとり込むように働くのですが、なんらかの原因で一連のシステムがうまく作動しなくなってしまうのです。脂肪肝や肥満の場合などによくみられます。

必要不可欠な糖が「毒」となって働くとき

血管と神経がじわじわとおかされる

糖尿病が進行すると、3大合併症（網膜症、腎症、神経障害）や動脈硬化によって起こる心臓病や脳卒中、あるいは認知症（アルツハイマー病）、歯周病などの合併症があらわれてきます。それらの原因となっているのは、糖尿病によって生じる「動脈硬化」と「神経障害」が進行するからであって、その原因となっているのが、私たちにとって必要不可欠な成分である糖によるのです。

まず、神経障害ですが、これは私たちの全身にはりめぐらされている神経のうち、末梢神経である自律神経と知覚神経、運動神経が障害されます。

その原因としては、次のようなことが考えられます。

①糖とタンパク質が結合した糖化タンパクが生じ、神経組織にたまって神経の働きを阻害する。

②糖の代謝産物であるソルビトールが増加し、神経組織にたまって働きを障害する。

動脈硬化を進めるのはコレステロールだけではない

高血糖の状態を放置しておくと、血管にさまざまな害がもたらされ、動脈硬化を進める原因となります。

①活性酸素の発生を助長し、動脈硬化の重要な原因である、悪玉コレステロールのＬＤＬの酸化を進める。

②活性酸素はまた、血管壁をつくっている細胞の細胞膜の脂質を酸化させ、血管壁を傷つけて動脈硬化を進める。

③糖が血管壁の細胞のタンパク質と結びついて（糖化）、細胞の働きを失わせ、血管壁を傷つける。

④ブドウ糖の代謝産物であるソルビトールが増加して、血管壁の細胞を膨張させて通り道を狭くするとともに、血管障害を起こし動脈硬化を進める。

⑤血液中の糖が多くなると、赤血球が血管の中をスムーズに移動できず、細い血管の流れが悪くなり、心筋梗塞や脳梗塞の原因となる血栓をつくりやすくなる。

⑥血液中のブドウ糖が多くなると赤血球のヘモグロビン（タンパク質）が結びつく糖化反応を起こし、血液がいっそうドロドロになり、大動脈などの大血管にも障害をもたらす。

合併症を進める最大の要因となる「糖化」とは？

3大栄養素はいずれも病気や老化を進める原因物質

私たちが生きていくうえで不可欠な3大栄養素のうち脂質は、これもまた不可欠な物質である酸素と結びついて（酸化）、過酸化脂質という有害物質を生じます。

これは動脈硬化を起こし老化を進める重要な原因となります。そして、3大栄養素の残り2つの糖質とタンパク質は、結びついて糖化物質をつくりますが、これもいろいろと体に害をもたらし、病気や老化の原因となります。

もともと、糖質とタンパク質は結びつきやすい性質を持っていて、これが結びつくと糖化反応を起こし、複雑な反応を繰り返した最後に、ＡＧＥ（終末糖化産物、正確にはＡＧＥｓ）という物質が生じます。ひとたびＡＧＥになると、もう元のタンパク質や糖質に戻ることができなくなって、体にさまざまなダメージをもたらします。

前項でも説明したように、血管壁を傷つけて動脈硬化を進めます。血液をドロドロにして血栓をつくり、心筋梗塞や脳梗塞の原因となります。神経組織を傷つけて神経障害を起こすほか、脳に蓄積してアルツハイマー病の原因となります。

糖化の原因は高血糖。未然に防ぐには血糖値の上昇を抑えること

糖化反応を起こす最大の原因は高血糖です。糖が多くなればタンパク質と結びつきやすくなります。これを予防するには血糖値の上昇をできるだけ抑えることが大事です。さらにいえば、ただ単に血糖値が高くなっているだけでなく、これが急激に上がったり下がったりするのがよくありません。糖化反応が促進されるのです。

それだけでなく、酸化反応も高まり、全身の細胞の細胞膜を構成している脂肪酸も酸化され、傷つけられて、動脈硬化や老化、さらには発がんの原因にもなります。

血糖値は食事の直後から上昇を始めます。食べ物に含まれている糖質が分解されてブドウ糖になり、吸収されて血液中にふえるからです。このとき、ごはんやめん類、いも類などを最初に食べれば、すぐに分解され吸収されますから、血糖値は急速に上昇します。甘いお菓子をいきなり食べても同様です。

ですから、対策としては、食べるとすぐに糖となって吸収されるものは、あとから食べます。はじめは、栄養にはならず糖の吸収を遅らせる働きの食物繊維や、糖がつくられるまでに時間のかかる、タンパク質や脂質の食品を食べる、これが原則です。

インスリン不足で起こる1型糖尿病、生活習慣が原因の2型糖尿病

■糖尿病・4つのタイプ、いちばんの問題は2型糖尿病

糖尿病は大別して4つのタイプに分けられます。

①1型糖尿病

インスリンがほとんど分泌されないために起こります。免疫機能の障害によって、まちがえて自分の体を攻撃する自己免疫障害が起こり、膵臓のβ細胞が破壊されてしまうのが原因です。ウイルス感染がきっかけになると考えられ、子どもや若い人に発病することが多いのですが、最近では大人になって発病する例も見られます。

インスリンが分泌されないので、注射でインスリンを補充しなければならず、生涯それをつづけることが必要です。

このため、かつては「インスリン依存型糖尿病」と呼ばれ、また若い人に発病が多いので「若年性糖尿病」ともいわれました。

②2型糖尿病

最も多いタイプの糖尿病で、日本人の90％以上を占めています。インスリンの分泌量が不足している、あるいは、インスリンは分泌されているがそのタイミングが悪かったり、細胞にあるインスリンを受け取る働きをするインスリン受容体の故障で、作用がきちんと発揮されない（インスリン抵抗性）などのために起こります。

糖尿病の素因のある人が、食べすぎや肥満、運動不足の生活をつづけるために、ゆっくり発症してきます。日常生活の積み重ねが原因となる生活習慣病のひとつです。

原則として、食事療法や運動療法で治療を進め、それだけでは不十分なときは、インスリンの分泌を促したり、効き方を高める薬を服用します。それでもだめなときは、インスリンを注射で補充します。

多くはインスリン注射が不要なので「インスリン非依存型糖尿病」、成人に発病するので「成人型糖尿病」とも呼ばれていました。

③特定な原因によるその他の糖尿病

膵炎や膵臓がんなどのほかの病気が原因で起こる二次性糖尿病や、遺伝子異常によって起こる糖尿病もあります。

④妊娠糖尿病

妊娠をきっかけにして発病する糖尿病です。多くは出産後に正常に戻りますが、一部に数年後に糖尿病を発病する人もいますから、注意する必要があります。

2型糖尿病を引き起こす6つの原因

こんな人が2型糖尿病になりやすい

40才以上の8人に1人は糖尿病といわれるくらい、糖尿病はだれもがなる病気といえます。糖尿病のほとんどは糖尿病になりやすい体質に環境因子が加わって発病します。

糖尿病になりやすい体質は遺伝的なものが多いので、両親や兄弟、祖父母など肉親に糖尿病の人がいる場合は注意が必要です。

とはいえ、近親者に糖尿病の人がいないからといって安心はできません。たとえ素因がなくても、環境的な要因が大きい場合には発病する可能性があります。

環境要因が集まって2型糖尿病を引き起こす

糖尿病を引き起こす環境要因としては次のようなものがあげられます。

①食べすぎ・食生活の乱れ

ごはんやパン、めん類などを好んで食べたり、短時間にガツガツ食べたり、お菓子や果物などの間食が多いなど、糖質の多い食事を続けていると、血糖値を上昇させるとともに、インスリンの分泌を減らしたり、効き方を低下させます。

②肥満

肥満になって内臓脂肪がふえると、TNF-αというインスリンの働きを低下させる物質が分泌されるほか、血液中に増加する脂肪酸がインスリンの働きを妨げます。

③運動不足

運動で消費する糖質が減るため、血糖が高くなりやすいし、肥満を招きます。肥満同様、インスリンの働きが悪くなり、血糖コントロールがうまくいかなくなります。

④ストレス

強いストレスの状態が続くと、血液中の糖分を増加させる作用の抗ストレスホルモンが分泌され、血糖値を引き上げてしまいます。

⑤加齢

高齢になると体全体の機能が弱まり、インスリンの分泌も働きも低下します。

⑥妊娠

妊娠中は胎盤から血糖値を高くするホルモンが分泌されるため、糖尿病になりやすい状態になります。

糖尿病が行き着く先は、恐ろしい合併症

網膜症、神経障害、腎症が3大合併症

糖尿病が恐ろしい病気だといわれるのは、気づかないうちに全身の血管障害、特に細い血管の障害、さらには神経障害が進んで、さまざまな合併症を引き起こすからです。

失明や足の切断、人工透析が必要になるなどの深刻な事態を招くばかりか、脳梗塞や心筋梗塞など生命にかかわるものもあります。

なかでも、患者数が多く、重大な害をもたらすものを、「糖尿病3大合併症」としています。

①糖尿病網膜症

高血糖のため眼底にある網膜の毛細血管に動脈硬化が進むと、血液不足を補うために新生血管が生じます。

この部分はとてももろくて破れやすく、出血や網膜剥離を起こすようになります。

そのため、視野のゆがみや欠損、視力低下を起こし、やがては失明に至ります。

そのほか、糖尿病の人は白内障や硝子体混濁を起こしやすく、目のかすみや視力の低下をきた

します。

②糖尿病神経障害

とくに自律神経と知覚神経が障害され、運動神経の異常はまれです。

自律神経は心臓の拍動や血管の収縮や弛緩、発汗、体温調節、胃腸の働きなど、生命現象の営《いとな》みを調節する神経で、意識しなくても働きます。

これに障害が起こると、立ちくらみ、異常な発汗、脈拍がふえる、下痢や便秘、排尿障害、尿や便の失禁、胃の具合が悪くなる、ＥＤ（勃起不全）、ほてり、こむらがえりなど、さまざまな症状が出ます。

知覚神経が障害されると、手や足がちくちく痛んだり、しびれたり、感覚がなくなったりします。ケガややけどをしても、痛みを感じないために、気づかず放置しておいて壊死を起こしたりします。

心筋梗塞を起こしても痛みを感じないために、手遅れになることもあります。壊疽《えそ》のために足を切断しなくてはならなくなるのも、自律神経の障害が主な原因とされます。

③糖尿病腎症

高血糖により腎臓の糸球体の細小血管が障害され、血液を濾過《ろか》する腎機能が低下するため、血液中に老廃物がたまり、腎不全や尿毒症を引き起こします。進行すれば人工透析が必要になります。

心筋梗塞も脳梗塞も糖尿病の人のほうが発病しやすい

■糖尿病があると動脈硬化の進行はさらに加速される

糖尿病の3大合併症である、網膜症、腎症、神経障害は、最近は減少してきているといわれます。患者さんが注意するようになったり、医療の進歩によって救える患者さんがふえたためと思われます。その一方で、糖尿病が重要な原因になっている心筋梗塞や脳梗塞は、この2つをあわせると日本人の死亡原因の約3分の1を占めるほどで、糖尿病の患者さんはこの予防改善も心がける必要があります。

心筋梗塞や脳梗塞は動脈硬化が原因で起こり、その動脈硬化を引き起こしたり進行させる要因となるのは、脂質異常症や高血圧であるとされます。

直接的な原因はたしかにその通りなのですが、これに糖尿病が重なると、動脈硬化の進行はさらに加速されます。

糖尿病は脂肪代謝を悪くして、善玉コレステロールを減らし悪玉コレステロールをふやします。

血糖値が高いとタンパク質の糖化反応によって直接血管壁を傷つけたり、産生されたAGE（終末糖化産物）が蓄積するなど、さまざまな面から動脈硬化を促進します。

脳血管障害（脳卒中）は、糖尿病の人はそうでない人の約2倍、心筋梗塞（冠動脈疾患）は、糖尿病の人が約3倍多いとされ、死亡率も高いことがわかっています。

その他の合併症にも十分な注意が必要

このほか、糖尿病の人がかかりやすい病気としては感染症があります。糖尿病の人は免疫力が低下するために、細菌やウイルスに感染しやすいのです。

かぜやインフルエンザにかかりやすく、こじらせて肺炎になる例も少なくありません。女性の場合は尿路感染症（膀胱炎など）が多くみられます。

最近では、糖尿病の合併症としてアルツハイマー病による認知症がクローズアップされています。疫学調査でその事実が明らかにされ、科学的裏づけも進められています。これについては、次の項で説明します。

さらに、歯周病や脂肪肝が糖尿病の合併症として注目されています。歯周病も脂肪肝も糖尿病の患者さんに多く見られるのですが、逆に歯周病や脂肪肝が糖尿病の原因になっていることも多いのです。糖尿病の患者さんが歯周病を治療したら、ヘモグロビンＡ１ｃ値も改善したという例もあります。それらの関係についてはあとで説明することにしましょう。

アルツハイマー病は脳の糖尿病である！

糖尿病になるとアルツハイマー病になる危険が3〜4倍に跳ね上がる

近年、糖尿病の人はアルツハイマー病になりやすいことがわかってきて、「アルツハイマー病は脳の糖尿病である」といわれるようになりました。

きっかけは、２０１３年の九州大学による研究報告でした。「アルツハイマー病の患者の脳を調べたら、脳内が糖尿病と同じ状態になっていた」という内容でした。

また、「アルツハイマー病の脳内は、インスリンをつくったり、利用したりする仕組みが壊れている」とも。

この研究は、九州大学生体防御医学研究所の中別府雄作教授によるものです。九州大学は、１９６１年から福岡県の久山町と協力して、住民全員を対象に、生活環境と病気との関連性について、長期間にわたる疫学調査を行っています。

「久山町研究」といわれ、たいへん貴重な研究であり世界的にも認められています。

中別府教授は50年にわたる久山町研究のなかで、「糖尿病になると、アルツハイマー病を発症する率が3～4倍高まる」という点に注目して、2008年2月までに亡くなった人（65才以上）の脳88例（アルツハイマー病26例を含む）を解剖、脳内で働いている遺伝子とアルツハイマー病との関係を調べました。

アルツハイマー病は、アミロイドβという異常なタンパク質が脳内にたまり、これが脳細胞を死滅させ、脳が縮むために起こると考えられています。

一方で、もともと膵臓でつくられるインスリンが、脳でも少しつくられていて、これが神経細胞を守る作用のあることが、最近の研究でわかってきたのです。

アルツハイマー病の原因となるアミロイドβを、脳細胞から外へ出す「掃除役」をしていることもわかりました。

そして、中別府先生の研究では、アルツハイマー病の人の脳は、このインスリンをつくったり、脳の働きのエネルギー源である糖を利用したりするのに欠かせない、複数の遺伝子の働きが大幅に落ちていたというのです。

つまり、糖尿病の人は脳内のインスリンがうまく使えないために、脳の神経細胞の障害を招き、アルツハイマー病の発症につながっているのではないかということです。

このように、糖尿病とアルツハイマー病を関連づける報告が次々と提出され、最近では、「アルツハイマー病は3型糖尿病」という声すらあがっているほどです。

4人に1人！いま女性にもふえている「脂肪肝」も重要な原因

■高血糖と脂肪肝は切っても切れない関係にある

糖尿病の人の死亡原因の第1位は肝疾患といわれています。肝機能の異常を引き起こすのは、ウイルス感染、免疫機能の異常、薬剤などさまざまな原因があげられますが、近年、とくに問題になっているのが生活習慣の乱れによる肝機能障害である「脂肪肝」です。

食事で糖質をとると、血液中のブドウ糖がふえて血糖値が上昇し、これを感知した膵臓はインスリンを分泌します。

インスリンはその作用で全身の細胞にエネルギー源となるブドウ糖を送り込みますが、余ったブドウ糖は筋肉細胞や肝臓の細胞に送り込んで、グリコーゲンという物質につくり替えて蓄えておきます。

さらに余ったブドウ糖は肝臓で中性脂肪につくり替えて蓄えるほか、お腹まわりの内臓の周辺に蓄えますが、これがメタボの原因とされる内臓脂肪です。そして、さらに余分なブドウ糖は肝臓に脂肪として蓄えますが、これが脂肪肝です。

肝臓というのは人体のなかでいちばん大きな臓器で、化学工場ともいわれるように栄養分をいろいろな形につくり替えたり、有害物質を分解処理するなど、500以上の働きをしていますが、栄養分を蓄えるという倉庫の働きもしています。

余分になったエネルギーを脂肪として蓄えるのは、いざというときに備える大切な働きなのですが、これが度を超えると困ったことになります。

肝臓のなかに脂肪が30％以上たまると「脂肪肝」という病気とされます。脂肪肝はアルコールの飲みすぎによっても発生しますが、糖質のとりすぎによって起こるもの（非アルコール性脂肪肝）がむしろ多く、最近ではこちらのほうが問題視されています。

というのは、非アルコール性脂肪肝のうち約1割が、非アルコール性脂肪肝炎（NASH＝ナッシュ）を起こし、そのうちの約3割が肝硬変へと進行し、さらには肝がんを発生する可能性があるからです。

脂肪肝が問題視される理由はこれだけではありません。実は糖尿病の重要な原因になるのです。脂肪肝になると内臓脂肪もふえて、脂肪の出し入れが頻繁になりますから、血液中に遊離脂肪酸が増加します。

その結果、糖代謝を妨げられてブドウ糖を脂肪につくり替える作業も停滞して、血液中のブドウ糖がふえ血糖が上昇します。

それと同時に、脂肪細胞から分泌されていた、アディポネクチンというインスリンの働きをよくする物質が減少し、逆にインスリンの働きを妨げるＴＮＦ－αという物質の分泌が高まります。こうして、インスリンの働きが悪くなりますから、血糖値が高くなり糖尿病を引き起こしたり悪化させたりするのです。

メタボを防ぐためにも、その前段階である脂肪肝を予防することは大切なことです。しかし、極端なダイエットをすると、ダイエットによる中性脂肪不足で、逆に肝臓は脂肪をつくって蓄え、脂肪肝となる場合があります。「ダイエット脂肪肝」「低栄養性脂肪肝」と呼ばれています。

急激に減量しようとはせず、ひと月にたった１㎏やせるだけでも「肝臓の脂肪落とし」ができると覚えておきましょう。

脂肪肝に早く気づいてそれを改善する策が必要です。

しかし、肝臓はとても重要な働きをする臓器のため、その能力に余裕があって、肝臓の７割以上が損傷されないと自覚症状が出ません。

このときに役立つのが肝機能検査のうちのＡＬＴの値です。これはＧＯＴ・ＧＰＴといわれていたうちのＧＰＴです。

基準値は５～30Ｕ／ℓとされていますが、ＡＬＴが20Ｕ／ℓを超えたらほぼ脂肪肝が始まっていますから、この数値を目安にして、症状の出ていない脂肪肝の発見に役立てましょう。

高血糖の原因となる「非アルコール性脂肪肝炎（NASH）」とは

非アルコール性脂肪性肝疾患（NAFLD）

飲酒歴がない（アルコール摂取量１日20ｇ以下）にもかかわらず、アルコール性肝障害に似た脂肪肝がみられる肝障害。症状が軽く改善しやすい単純性脂肪肝と重症化しやすいNASHがある。

非アルコール性脂肪肝炎（NASH）

NAFLDの重症タイプ。肝細胞が炎症や壊死を起こして線維化し、肝炎を起こしているが、自覚症状はほとんどない。しかし、放置すると肝硬変や肝細胞がんに進行する可能性が高い。

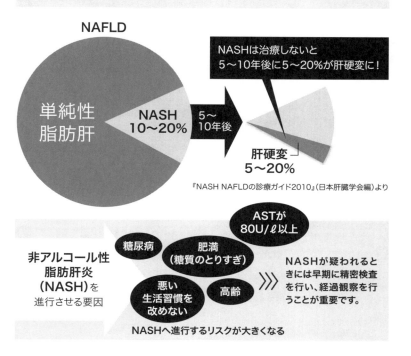

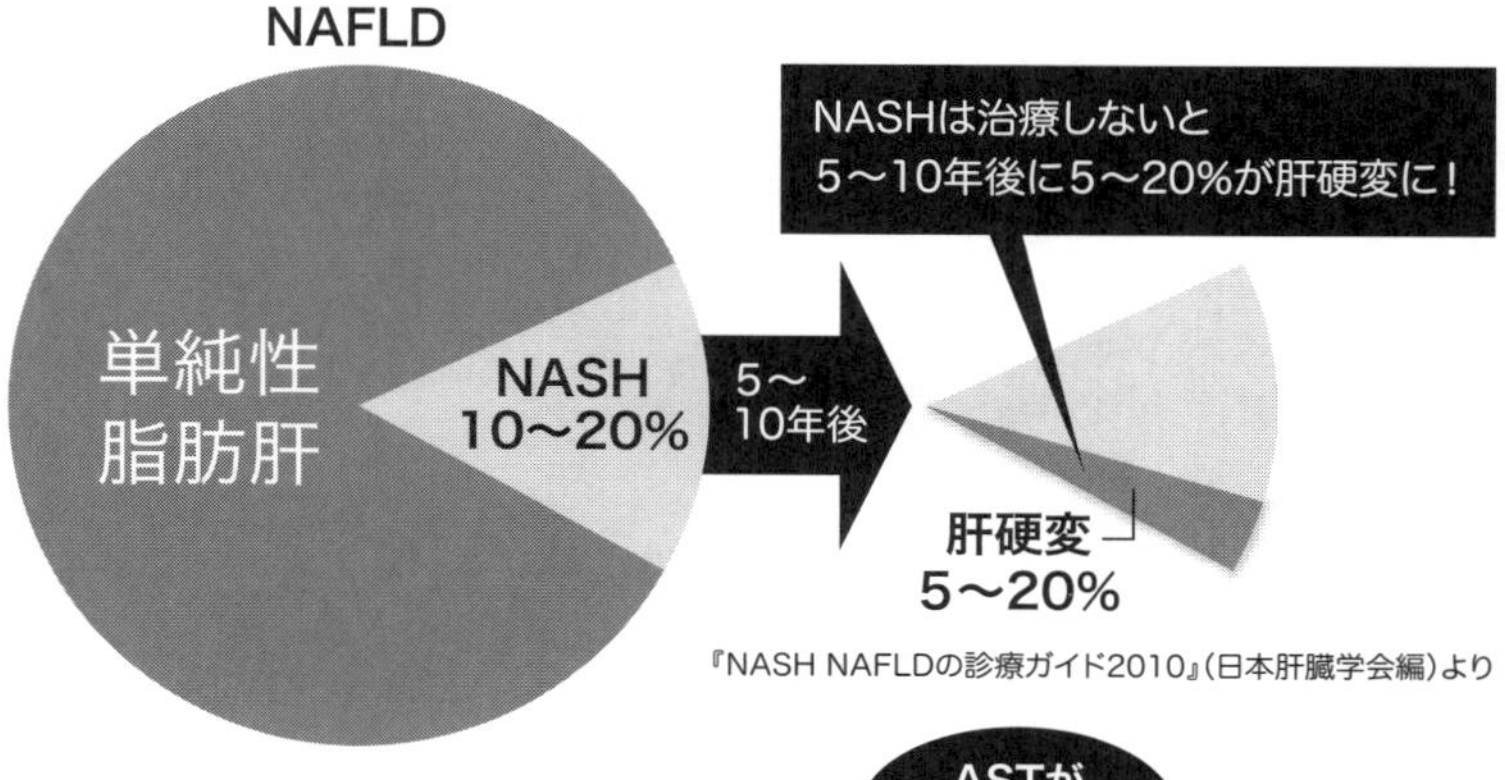

『NASH NAFLDの診療ガイド2010』（日本肝臓学会編）より

忘れてはいけない「メタボリックシンドローム」の危険

■メタボ対策には糖尿病対策上、重要な意味が

いまから10年ほど前、「メタボリックシンドローム」が注目され、大きな話題になりました。ちぢめて「メタボ」という言葉は流行語にもなりました。

厚生労働省が生活習慣病を予防するための指針として、大きなキャンペーンを行ったのでした。しかし、それから約10年たった今では、旗ふり役の厚生労働省が手をひいたためか、すっかり忘れ去られてしまったようです。

しかし、「メタボの撲滅」「メタボの予防・改善」というのは、生活習慣病を減らすうえでとても大切なことで、ぜひ思い返して心がけていただきたいと思います。

とくに糖尿病は、最近急増している非アルコール性脂肪肝とともに、メタボリックシンドロームと同じ根っこから発生している病気ですから、糖尿病の治療や予防にはメタボ対策がとても重要なのです。

「メタボリックシンドローム」略して「メタボ」は、日本語では「内臓脂肪症候群」といわれま

す。診断基準は次の通りです。
〈腹囲が男性85㎝以上、女性90㎝以上〉に加えて、以下の3項目のうち2つ以上該当する場合を「メタボリックシンドローム」としています。
〈脂質異常　中性脂肪150㎎／dℓ以上あるいはHDLコレステロール40㎎／dℓ未満〉
〈高血圧　収縮期血圧130㎜Hg以上あるいは拡張期血圧85㎜Hg以上〉
〈高血糖　空腹時血糖110㎎／dℓ以上〉〈ヘモグロビンA1c5・6％以上〉

内臓脂肪がたまると脂肪肝を引き起こし、糖尿病も発生する

前項でも説明したように、糖質を食べて血液中にブドウ糖がふえると、インスリンが分泌され、その働きでブドウ糖が全身の細胞に送り込まれます。

そして余ったブドウ糖は筋肉や肝臓に取り込まれてグリコーゲンにつくり替えられ貯蔵されます。それでもまだ余っていると、中性脂肪につくり替えられて肝臓と内臓脂肪に蓄えられ、さらに余分なものは脂肪細胞にたまります。

この内臓脂肪というのは、正確にいえば小腸を支えている腸間膜の脂肪細胞にためられた脂肪で、ちょうどおへそあたりの高さにあるので、腹囲（おへその高さの腹まわり）を測って脂肪のたまり具合を推定します。

内臓脂肪はブドウ糖が余分になったときに最初に蓄えられ、不足するとまずはじめに取り出されますから、出入りが活発で、これがふえると血液中の遊離脂肪酸も増加します。

その結果、糖や脂質の代謝が円滑に行われなくなり、悪玉コレステロールのLDLをふやし善玉のHDLを減らして動脈硬化を進めたり、インスリンの働きを妨げて血糖値を上げ、糖尿病を引き起こしたり悪化させたりするのです。

アディポサイトカインの働きを狂わせ血糖を上昇させる

内臓脂肪の増加の害はこれだけではありません。脂肪細胞というのは、単に脂肪を蓄えるだけではなく、糖代謝や脂肪代謝をスムーズに行うために、アディポサイトカインと呼ばれる生理活性物質を分泌しています。

その代表が食欲を低下させるレプチンであり、傷ついている血管壁を修復して動脈硬化を防いだり、インスリンの働きを高めたりするアディポネクチンです。

さて、内臓脂肪が多くなるとレプチンの分泌が多くなり、アディポネクチンが減ってくるという現象がみられます。

レプチンが多いと食欲が低下してやせてくるかと思うのですが、じつは満腹中枢がうまく働かなくなって、さらに太りやすくなるのです。

アディポネクチンが減少すれば動脈硬化が進むし、インスリンの働きが悪くなって糖尿病に悪影響を及ぼします。

内臓脂肪が多くなると、脂肪が燃えるときに不完全燃焼を起こし、燃えかすとしてレムナントを生じますが、これは血管を傷つけて動脈硬化を進めたり、血栓をできやすくします。

内臓脂肪がふえると、いろいろな悪い働きをするアディポサイトカインをふやすなど、生活習慣病にとって悪いことずくめなのです。

メタボ、糖尿病、脂肪肝は、仲よし3兄弟

ところで、この内臓脂肪のたまり方が多くなれば、当然肝臓にたまる脂肪も多くなります。肝細胞に30％以上の脂肪がたまると脂肪肝とされますが、腹囲も大きくなってメタボ状態となった人は、ほとんどが脂肪肝ないしはそれに近い状態になっているものと思われます。

つまり、メタボリックシンドロームと脂肪肝は兄弟同士の病気といえるのです。そして、そうした状態になっていれば、糖代謝や脂肪代謝も障害されていますから、糖尿病ないしはその予備軍といえる状態になっているものと考えられます。

糖尿病の治療や予防には、メタボリックシンドロームの予防や改善がいかに重要であるかがおわかりいただけるでしょう。

糖尿病の人に歯周病が多く、歯周病を治療したら糖尿病も改善した

■糖尿病の人は残っている自分の歯が少ない

糖尿病と歯周病との関連性に気づいたのは、慶應義塾大学で私たちが2007年から行っていた、遠隔地の住民に対するテレビ電話による遠隔医療相談の実証実験においてでした。

そのなかで、事前に行ったアンケート調査で「現在、歯が何本残っているか」を尋ねたところ、糖尿病の人は一様に残っている歯の本数の少ないことがわかりました。

そこで私たちは、「よく噛んで味わって食べること」「歩くこと」「歯みがきなどのオーラルケア（口腔内の清潔）を実践すること」を指導しました。

数年にわたって指導をつづけたところ、徹底して歯みがき（ブラッシング）を行い、デンタルフロス（糸楊枝）や歯間ブラシを使った人、食べ物をよく噛んで食べるようにした人は、糖尿病が徐々に改善していったのです。

逆に糖尿病が悪化していった人たちをみると、歯周病にかかっている人が多く見られました。

歯周病を治療したらヘモグロビンA1cが改善した

私のクリニックでもいくつかの事例を経験しました。

糖尿病の治療で通院してくるMさん（当時64才・男性）。経口糖尿病薬の服用をつづけて、病状は安定していました。ところが、あるときから急にヘモグロビンA1cの値が上昇してその状態がつづくようになりました。ところが、約1年半が過ぎたころから、今度はヘモグロビンA1c値が下がって、ほぼ基準値に近づいたのです。

実はMさんはヘモグロビンA1cの値が上昇したころ、歯ぐきがはれたり出血するようになり、歯周病が始まっていたのです。1年半ほどほうっておいたあと歯科にかかって、6カ月ほどで治療が終わりました。ヘモグロビンA1c値が改善したのは、ちょうどその時期になるのです。その後、Mさんは歯みがきを徹底し、定期的に歯科検診を受けてオーラルケアにつとめているそうですが、ヘモグロビンA1c値も基準値の範囲になって、糖尿病薬も服用せずにすむようになっています。

こうした経験から、私は糖尿病の患者さんに、徹底した歯みがきや歯間ブラシの使用などのオーラルケアをすすめ、歯周病があれば治療してもらうなどして、糖尿病の改善に効果のあることを確信するようになっています。一方、大学などでも研究が進められ、科学的にもその根拠が次々に明らかにされています。

歯周病と糖尿病の相関関係が解明された

糖尿病は歯周病を進行させ、歯周病は糖尿病を悪化させる

糖尿病のために高血糖状態がつづくと、全身の血管がもろくなって、さまざまな合併症を引き起こします。この血管障害は歯肉（歯ぐき）の毛細血管にも広がり、歯周病の炎症を悪化させます。また、糖尿病になると免疫力が低下するために、歯周病菌の増殖を抑えられなくなり、これも歯周病を進める一因になります。

一方、歯周病にかかっていると、炎症のある組織から産生される「炎症性サイトカイン」が血液中に入り込み、インスリンの働きを阻害する「インスリン抵抗性」が生じることが解明されました。インスリン抵抗性の状態になると、膵臓ががんばってインスリンを分泌しても、血糖値が下がらないため、膵臓は疲労困憊《こんぱい》して、ついにはインスリンが分泌されなくなってしまいます。

その結果、糖尿病も悪化して、同時に歯周病も進行していくという「負のスパイラル」におちいるわけです。

このことは、裏を返せば「歯周病をコントロールすれば糖尿病が改善する」「血糖のコントロ

ールができれば歯周病も改善する」という推論が成り立ちます。これを実証しようとする研究は、2010年ころから、世界各国で行われるようになりました。

糖尿病と歯周病の関連性を確かめる研究結果は?

たとえば、東京医科歯科大学では、患者さんを2つのグループに分け、1つ目のグループは糖尿病の治療はまったく変えずにつづけ、歯周病の治療をより積極的に行いました。もう1つのグループは糖尿病の治療をより強化して積極的に行い、その間、口腔内の治療はいっさい行わず経過を観察しました。

その結果、歯周病の治療を積極的に行ったグループでは、歯周病の症状はかなり改善するとともに、ヘモグロビンA1cの値も2カ月後、6カ月後と、しだいに改善していったのです。

一方、糖尿病の治療だけを強化したグループでは、ヘモグロビンA1cの値が1%以上改善するとともに、歯周ポケット(歯と歯肉の間にできた溝)の炎症にも明らかな改善が認められました。

本来、歯周病は自然治癒することはなく、治療を行わなければ改善することはありません。

しかし、血糖コントロールが改善するにしたがい、口腔内にはふれていないにもかかわらず、歯周病の炎症も軽減していったのです。

糖尿病を見つける3つの検査と診断の判定基準

■まず行われるのが「空腹時血糖」と「ヘモグロビンA1c」の検査

血糖値が高いとわかるのは、多くの場合、職場や地域での定期検診の結果です。検査結果が、「空腹時血糖」が126mg／dℓ以上、あるいは「ヘモグロビンA1c」が6・5％以上の場合に、再検査を受けるよう指示されます。

空腹時血糖は、10時間以上食事をとらずにいる空腹時(血糖値がいちばん下がっているとき)に、血液を採取して血糖を調べます。健康な人では70～109mg／dℓが正常値で、126mg／dℓを超えると「糖尿病型」とされ、糖尿病が疑われますから再検査が必要になります。なお、食事から10時間以内に採血した場合は、随時血糖といって、140mg／dℓ以下は「正常型」、200mg／dℓ以上が「糖尿病型」とされます。

ヘモグロビンA1c（HbA1c）というのは、赤血球に含まれるヘモグロビンにブドウ糖が結合した物質です。ブドウ糖とタンパク質は結びつきやすい性質を持っていて、血液中のブドウ糖がふえて高血糖になると、たくさんあるブドウ糖は次々とヘモグロビンのタンパク質と結びついて、ヘモグロビンA1cをつくってしまいます。

赤血球の寿命は約2～3カ月ですから、ヘモグロビンA1cの値（正常なヘモグロビンに対してヘモグロビンA1cがどれくらいあるかの割合）を調べれば、採血時から2カ月前までの平均値が得られ、その間の血糖の状態がはっきりと反映されるのです。

基準値は4・6～6・2％で、6・5％以上が「糖尿病型」とされ、糖尿病が疑われますから、再検査が指示されます。

「メタボ健診」と呼ばれている「特定健診」では、ヘモグロビンA1cの値が5・5％未満であれば〈正常〉、6・0～6・4％は境界型（糖尿病予備軍）、6・5％以上は「糖尿病」と定義しています。5・6～5・9％は〈正常高値〉とされ、ここから保健指導の対象としています。日本糖尿病学会の診断基準といくぶん違っていますが、学会の基準値は診断を目的とするものであり、特定健診の基準値は予防を目的としているため、低い値にされています。私は低い値を目ざすほうがよいと考え、5・5％を目標に生活改善をするよう、患者さんに指導しています。

再検査では「ブドウ糖負荷試験（OGTT）」が行われる

ブドウ糖負荷試験とは、まず空腹時に採血したあと75gのブドウ糖を溶かした液体を飲み、そのあと30分ごとに2時間後まで、計4回採血をして血糖値を測定します（3時間後まで6回採血することもある)。

多くの場合1時間値と2時間値(120分値)が測定され、主に2時間値を判定の基準にします。2時間値が200㎎/㎗以上の場合は「糖尿病型」と判定され、糖尿病を疑います。2時間値が120㎎/㎗未満の場合は「正常型」とされ、糖尿病の疑いはありません。

3つの検査の結果から糖尿病と診断される

糖尿病か否かの判定は、血糖値とヘモグロビンA1c、ブドウ糖負荷試験の3つの結果から、左ページの「糖尿病診断の流れ」にしたがって診断されます。なお、このなかで「糖尿病の典型的な症状」とあるのは、口渇、多飲、多尿、体重減少などです。

この結果、「糖尿病」と診断されたら、医師にかかって、どの程度病気が進行しているのか、病状を把握することが大切です。そのうえで食事療法と運動療法の指導が行われ、必要があれば薬を処方されるでしょう。

食事療法としては、この本の前半で紹介している〈糖質ちょいオフ〉をおすすめします。これだけでも、ヘモグロビンA1cの値が改善していくと思います。

「糖尿病の疑い」つまり糖尿病予備軍と診断された人も、〈糖質ちょいオフ〉を始めるとともに、運動を心がけ、少なくとも半年に1回は検査を受けましょう。

糖尿病診断の流れ

「糖尿病治療ガイド2014-2015」(日本糖尿病学会)より一部改変

糖尿病型

●血糖値　①〜③のいずれか
①空腹時血糖値126mg/dℓ以上
②随時血糖値200mg/dℓ以上
③ブドウ糖負荷試験2時間値200mg/dℓ以上

●HbA1c（ヘモグロビンA1c）　6.5%以上

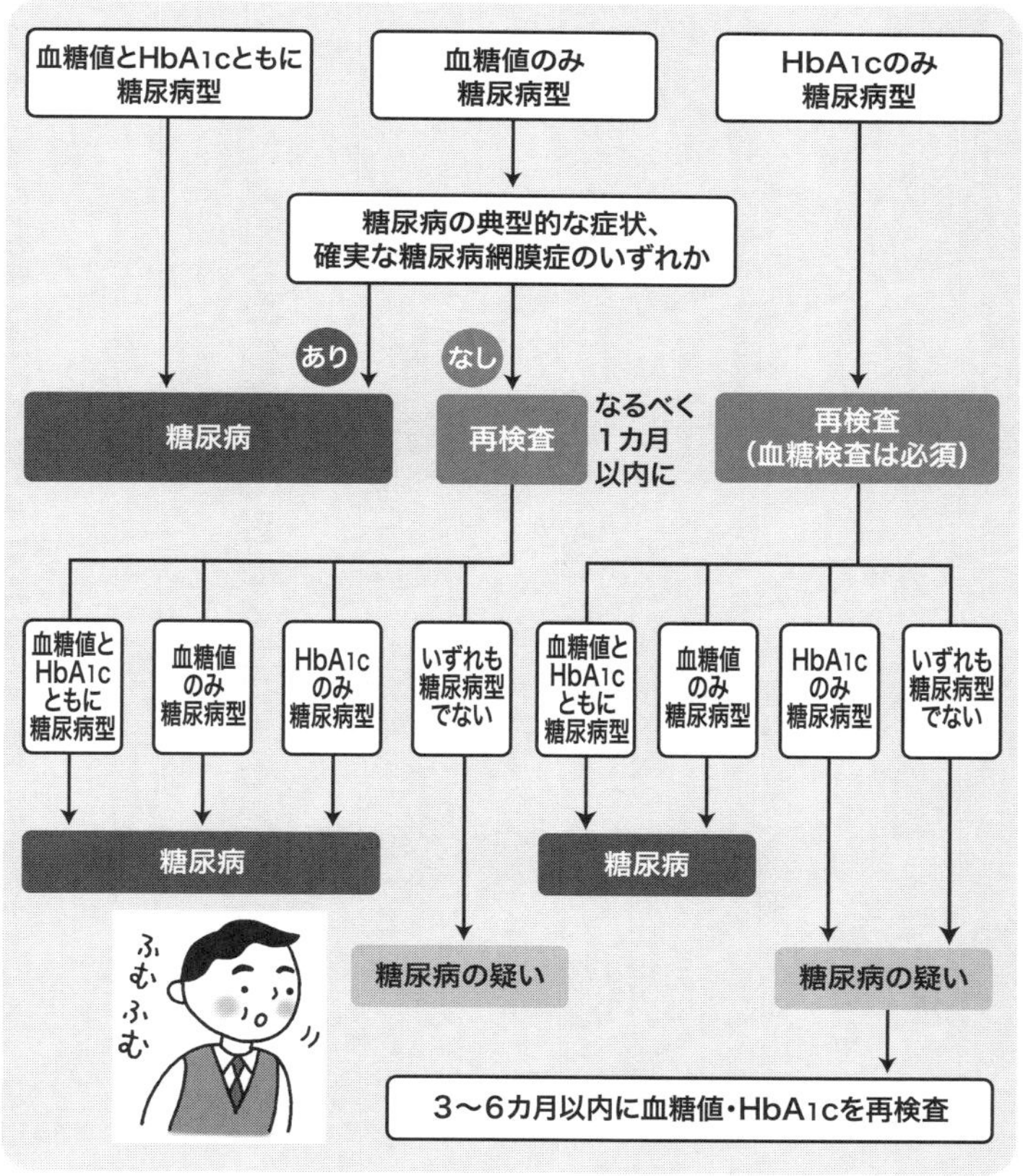

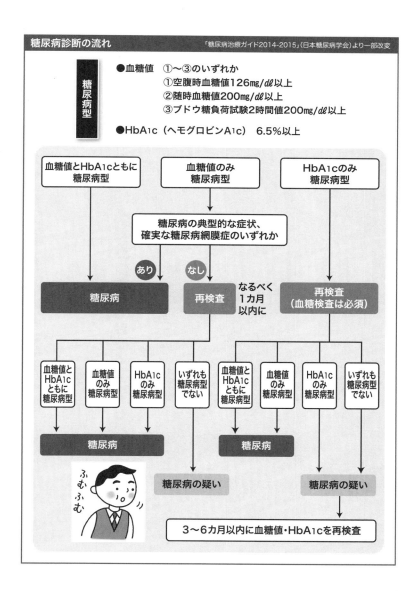

ヘモグロビンＡ１ｃの値で、不摂生がすぐにわかってしまう

■ヘモグロビンＡ１ｃで糖尿病が早期発見できるようになった

ヘモグロビンＡ１ｃは比較的新しく開発された検査法で、日本糖尿病学会が診断基準として取り入れたのは、２０１０年のことです。それまでは血糖値を中心にして診断していたのですが、血糖値は検査をしたその時点での値しかわからないし、いろいろな条件によって上下しやすいので、その人のふだんの状態をみつけるのがむずかしかったのです。そのため、日数をおいて何回か測定しなくてはなりませんでしたから、検査を受ける人の負担も大きく、糖尿病の発見が遅れるという心配もありました。

しかしヘモグロビンＡ１ｃを調べると、検査の日から1～2カ月前までの平均の血糖値がわかりますから、その人のふだんの状態を把握することができるようになり、糖尿病の診断の精度がとても高くなりました。これによって「隠れ糖尿病」も発見することができるようになり、糖尿病の早期発見に力を発揮しています。

■血糖コントロールの状態が明らかになる

血糖値というのは、食後に高くなったあとしだいに低下していって、空腹時にいちばん低くなります。それだけでなく、暴飲暴食をつづけて栄養（とくに糖質）をたくさんとっていると、血糖値は高くなりますが、節制をして糖質の摂取を減らした生活をしていると、血糖値は下がってきます。ときどき、健康診断の日が近づいてくると節制をして健診を受ける人がいます。

糖尿病の予備軍の人では、それだけでも血糖値が基準の範囲内に下がることがあるので、糖尿病を見のがされてしまうこともあります。ヘモグロビンA1cの検査でこうした「隠れ糖尿病」も発見されるのです。

糖尿病の患者さんの、血糖のコントロール状態を見るのにも、ヘモグロビンA1cはとても役に立ちます。ヘモグロビンA1cは最近1〜2カ月の血糖の平均がわかりますから、その人の血糖のコントロール状態、つまり血糖を下げるための食事療法や運動療法を一生懸命やったかどうかが一目瞭然なのです。

なお、そのほかの検査で、「グリコアルブミン（GA）」（基準値＝11〜16％）は、過去2週間の平均血糖値を、「1,5AG（1,5アンヒドロ-D-グルシトール）」（基準値＝13・0μg／mℓ以上）は最近数日間の平均血糖値を反映するので、その間のコントロール状態をみるのに使われています。

ヘモグロビンA1cを低く安定させることが糖尿病の治療の指針に

■ヘモグロビンA1c6・0%未満を維持することを目標に

糖尿病を防ぎ合併症を予防するためには、血糖値をコントロールすることが大切ですが、日本糖尿病学会はそのための指標として、「ヘモグロビンA1c値」を重視するよう指導しています。過去1～2カ月間の血糖値の平均を示すヘモグロビンA1cの値を3段階に分けて、患者ごとの目標値を設定します（左ページ参照）。

その目標値は患者の年齢、糖尿病を発病してからの期間、臓器に障害があるかどうか、低血糖の危険性などを考慮のうえ、それぞれ個別に設定するとしています。

食事療法や運動療法だけで血糖値を下げることのできる人、あるいは薬物療法を行っていても、低血糖などの副作用の心配のない人は、ヘモグロビンA1c値6・0%未満を目ざします。

これがむずかしい人は、まず合併症を予防するために、ヘモグロビンA1c値7・0%未満を目ざします。

これに対応する血糖値は、空腹時血糖値が130㎎／dℓ未満、ブドウ糖負荷試験2時間値が

血糖コントロール目標

「糖尿病治療ガイド 2014−2015」より一部改変

血糖コントロール目標値

目　標	HbA1c (%)	
血糖正常化を目ざす際の目標	6.0% 未満	適切な食事療法や運動療法だけで達成可能な場合、または薬物療法中でも低血糖などの副作用なく達成可能な場合の目標とする。
合併症予防のための目標	7.0% 未満	合併症予防の観点からHbA1cの目標値を7%未満とする。対応する血糖値としては、空腹時血糖値130mg/dℓ未満、ブドウ糖負荷試験2時間値180mg/dℓ未満をおおよその目安とする。
治療強化が困難な際の目標	8.0% 未満	低血糖などの副作用、その他の理由で治療の強化がむずかしい場合の目標とする。

180mg／dℓ未満を目安とします。さらに低血糖その他の副作用があり、これ以上治療を強化することがむずかしい人は、ヘモグロビンA1c値8・0％未満を目ざすとしています。前述したように、5・5％未満にすることが理想です。

ヘモグロビンA1cが低下すると合併症のリスクも下がる

ヘモグロビンA1cが低下すると、合併症のリスクも下がることが明らかにされています。その研究によると、ヘモグロビンA1cが1％低下した場合に、どの程度、糖尿病の合併症が起こる危険が低くなるかを算出していて、細小血管合併症（糖尿病網膜症、糖尿病腎症など）の進展が35％軽減するとともに、脳卒中のリスクが15％、心筋梗塞のリスクが18％、糖尿病に関連した死亡のリスクが25％、それぞれ軽減することを明らかにしています。

では、ヘモグロビンA1cをじょうずにコントロールするには何をすればよいのでしょうか。

食事療法と運動療法を正しく行うことが基本になりますが、それだけでは不十分な場合には、薬物療法も積極的に行ってください。

そして、食事療法ではもちろん〈カロリー制限〉が大切ですが、それにこだわることなく、この本で紹介する、〈糖質ちょいオフ〉を取り入れて、無理なく進めていくといいでしょう。

薬物療法で血糖値が下がっても、食事療法、運動療法をつづけるのが原則

■〈薬物療法〉を中断すると思わぬトラブルが……

糖尿病の治療薬の服用を始めると、血糖コントロールが良好になり、安心してしまって食事療法をおろそかにする人がいます。薬物療法を行って血糖値やヘモグロビンＡ１ｃが下がったからといって、食事療法や運動療法をやめたり、いいかげんにしてはいけません。食事や運動で減らしていたカロリーが元に戻ってしまい、再び血糖値が高くなり、膵臓の負担が増して、インスリンの分泌やその働きが低下してしまい、糖尿病を悪化させてしまいます。

また、インスリンには脂肪を合成促進・分解抑制する作用があるため、薬物療法でインスリンの機能が回復したときに食事療法をしないでいると、余分な糖質が脂肪細胞に送り込まれて肥満を招き、インスリン抵抗性が高まって、せっかく分泌するようになったインスリンが効きにくくなるという心配もあります。

逆に、食事療法をきびしくして、食事の量を少なくすると、薬の効果が強くなりすぎて低血糖を引き起こすおそれがあり、注意が必要です。

糖尿病の治療は、「食事療法」と「運動療法」から行うのが原則

糖尿病治療の基本と原則とは?

検査の結果、糖尿病と診断されたとき、すべてを医師まかせにして、もらった薬を飲んでいれば大丈夫というわけにはいきません。

2型糖尿病は、遺伝的な素因に生活習慣など環境的な要因が加わって発症します。生活習慣のなかで問題になるのが食べすぎと運動不足、そしてその結果もたらされる肥満、さらにそこにストレスが加わったり、加齢による身体機能の低下、とくに膵臓からのインスリン分泌の低下などが原因となって、糖尿病が始まります。

2型糖尿病は生活習慣病ですから、治療は、まず食事療法と運動療法を中心とする、生活習慣の改善を行います。それによって、血糖の低下を心がけ、その目標が達成されたら、それを維持するようにします。これが〈血糖コントロール〉です。

そして、それだけでは血糖コントロールが達成できない場合に、はじめて薬剤を用いた治療を行います。

とはいえ、たとえ糖尿病は薬剤を服用したとしても、食事療法と運動療法という基本となる治療を正しく続けない限り、治療効果は期待できません。お腹いっぱい食べないと気がすまない、糖質の多いものを好む、休日は家でごろごろしている、といったこれまでの生活習慣を切り替えましょう。食べすぎを防ぎ、とくに糖質のとり方に気をつけ、できるだけ体を動かす生活を身につけることが大切です。

〈食事療法〉で食事の乱れを、〈運動療法〉で運動不足を解消しよう

男性の場合、40~60代では肥満者が全体の30%を超えるくらいにふえています。女性は男性ほどではありませんが、中年期にさしかかると太りすぎの人が多くなります。減量すると血糖値が改善することが多いので、ふだんから体重や体型の変化に注意し、気になりだしたらそれを改善する生活習慣を心がけましょう。

食事療法を行うと、血糖がコントロールされ、それに伴い、細胞でのインスリンの作用も高まってインスリンが効きやすくなります。また、分泌するインスリンの量も少なくてすむため、膵臓への負担も軽くなって疲れていた膵臓も回復し、インスリンの分泌も高まってきます。

そして積極的に運動を行うことで、エネルギーが消費されて血糖値が下がるだけでなく、インスリンを節約することができるのです。

食事療法だけで80％の人が改善するが……

糖尿病の治療がむずかしいと言われるワケとは

〈食事療法〉を適切に行えば、糖尿病の原因である低下したインスリンの分泌や感受性を、かなり回復させることができます。その状態を持続すれば、糖尿病を進行させることなく、恐ろしい合併症も起こさずにすませられます。

これはけっして特別な例ではなく、２型糖尿病の患者さんの約80％が、食事療法だけでここまで回復できているのです。

糖尿病ではインスリンが不足するため、食後に上昇した血糖値がなかなか下がらず、次の食事の時間になっても高血糖の状態がつづいてしまいます。そこでまた食事をとると、さらに血糖は高くなって、常に高血糖が持続してしまうのです。

それなら、血糖値が完全に下がるまで、長時間、食事をとらずにいればいいのではないかと考えます。しかし、糖尿病の人の場合はそうはいきません。私たちの体には、血糖が低下すると、肝臓が蓄えているグリコーゲンや中性脂肪からブドウ糖をつくって、低血糖にならないようにするシステムがあるからです。

たとえば、夜間の睡眠中は食事をしませんから、明け方近くなると血糖値が下がってきますが、そのときにこのシステムが働いて血糖値を正常に保つのです。

この場合、健康人であればインスリンの作用でブドウ糖が過剰になるのを防ぎますが、糖尿病の人はインスリンの働きが不十分なために、このブレーキがききません。このため、糖尿病の人では、睡眠時より翌朝のほうが血糖値が高くなっている例が多いのです。

こうして高血糖状態がつづくと、さらにインスリンの分泌が減少し、感受性も低下するという悪循環におちいります。糖尿病の治療では、この悪循環を断ち切ることが大切ですが、それには少なくとも1カ月近くはかかります。回復したあとも血糖の低い状態を維持しないと、たちまち元に戻ってしまいます。

糖尿病の治療がむずかしいのは、こうした点にあるのです。

「運動療法」は食事療法の効果を高めてヘモグロビンA1cを効率的に下げる

■運動効果はすぐにあらわれる

糖尿病の運動療法は、〈急性代謝効果〉と〈長期効果〉の2面の効果があります。

運動をして筋肉が活動するために、筋肉細胞はエネルギー源としてブドウ糖を必要とします。筋肉細胞にはGLUT4（糖輸送体）というタンパク質があり、これが細胞の表面に移動してブドウ糖をとり込みます。このGLUT4を移動させるのはインスリンなのですが、運動をすることによっても移動し、ブドウ糖のとり込みが促進されます。そのため、たとえインスリンが不足していても、運動を行えば、運動中や直後にはブドウ糖のとり込みが高まり、血糖値が低下するのです。これが急性代謝効果です。

■運動をすると血糖が上がりにくい体をつくる

運動をつづけていると、筋肉細胞のなかのGLUT4の量がふえることがわかっています。また、運動によって筋肉量もふえてきますから、ブドウ糖をとり込む量も多くなってきます。つまり、運動によって血糖が上がりにくく、ヘモグロビンA1cを低く保つ体がつくられます。これが長期効果です。さらに、運動をすれば肥満が解消されますから、肥満によって悪化する高血圧や脂質異常症が改善され、動脈硬化の予防に役立ちます。合併症の予防・改善にも有効です。また、骨や筋肉が強化され、体重も減少して、骨折やケガ、膝関節症による運動障害→運動不足→肥満→血糖値上昇という悪循環を断ち切ることができます。

運動療法を行う際にはこんな点に注意を

とはいえ、運動療法を自分勝手に行うのは危険です。血糖値の高い人が運動すると、肝臓のブドウ糖産生量がふえて、さらに血糖が上昇することもあります。いろいろな合併症を持っている人も多く、病気を悪化させたり、発作を起こして倒れたり、ケガをするなどの危険もあるので、運動療法を始める前には、必ず主治医の指示を受けましょう。

運動を行うのは、食後30分～1時間が好ましく、食後の血糖値の上昇をゆるやかにしてくれます。運動の種類としては歩行が最適、早足で20～30分間（最低でも15分）歩くのが効果的です。運動は毎日継続することが大切、週に5日くらいは行いたいものです。激しい運動は、しばしば危険を伴うので、避けるようにしましょう。

血糖コントロールがうまくいかないときは積極的に〈薬物療法〉を

〈薬物療法〉はなぜ必要か

「食事療法と運動療法で血糖コントロールをする」、これが糖尿病治療の目標ですが、実際には食事と運動だけでは血糖値が下がらないこともあります。ヘモグロビンA1cが8％以上あり、血糖コントロールが不十分な場合には薬物療法を行います。

薬物療法は血糖値を下げるのが目的ですが、それには2つのねらいがあります。ひとつは、おわかりのとおり、合併症の予防です。

高血糖がつづくと動脈硬化や神経障害などさまざまな害をもたらしますが、薬で血糖を下げれば、そうした害を防ぎ合併症を予防することができます。

膵臓を休ませてインスリン分泌を回復させる

もうひとつは、薬の作用で血糖を下げることで、膵臓を休ませてあげて、膵臓の機能回復をはかることです。血糖が高い状態がつづいていると、膵臓はインスリンを分泌しようと最大限頑張って、それがかえって疲労困憊を招き、インスリン分泌の低下を引き起こしてしまいます。薬を用いることで、膵臓に対する負担を軽減すると、インスリン分泌を回復させ、抵抗性を減らして効果を高めることができるのです。

かつては、「薬で血糖値を下げていると、膵臓はしだいにインスリンの分泌を怠けるようになり、薬が手ばなせなくなる」といったことがいわれていました。

最近では、できるだけ膵臓に余力が残っている段階、つまり糖尿病治療の初期の段階で薬物療法を開始したほうが、膵臓への負担が軽減して機能を回復できることがわかって、積極的に薬物療法を行うようになっています。薬物療法を行うことでインスリンの分泌能力が回復して、薬の服用が必要なくなった人も少なくありません。

インスリン注射は欠乏しているインスリンを補給する方法で、1型糖尿病の人には必須ですが、2型糖尿病でも食事や運動、経口薬では十分コントロールできない場合に用いることがあります。インスリン注射を始めると、ひどく悪化したというイメージがあり、「インスリン注射が生涯必要になる」「残っている膵臓のインスリン分泌機能がますます衰える」などといわれることがありますが、これはすべて誤解です。

インスリン注射で高くなっている血糖を下げ、膵臓を一時的に休ませることで、インスリン分泌機能の回復をはかるという治療も行われています。

◆著者紹介

栗原　毅（くりはら　たけし）

1951年新潟県生まれ。北里大学医学部卒業。東京女子医科大学で消化器内科学、特に肝臓病学を専攻し、2005年同大学教授。2007年より慶應義塾大学教授。2008年に消化器病、メタボリックシンドロームなどの生活習慣病の予防と治療を目的とした「栗原クリニック東京・日本橋」を開院。著書は『「血液サラサラ」のすべてがわかる本』『内臓脂肪は命の危険信号』（以上、小学館）、『「体重2キロ減」で脱出できるメタボリックシンドローム』（講談社+α新書）、『糖尿病博士ズバリおすすめ！［栗原式］自力で血糖値・ヘモグロビンA1cを下げる本』（主婦の友社）など多数。

Staff

装丁デザイン／髙坂 均
本文デザイン／高橋秀哉　高橋芳枝
イラスト／三浦晃子
編集協力／吉田 宏
校正／鈴木富雄
編集担当／長岡春夫（主婦の友社）

糖尿病《とうにょうびょう》の食事《しょくじ》はここだけ変《か》えれば簡単《かんたん》にヘモグロビンA1c《エーワンシー》が下《さ》がる

2016年 5 月20日　第 1 刷発行
2022年11月20日　第14刷発行

著　者　栗原《くりはら》 毅《たけし》
発行者　平野健一
発行所　株式会社　主婦の友社
〒141-0021
東京都品川区上大崎3-1-1 目黒セントラルスクエア
電話　03-5280-7537（編集）
03-5280-7551（販売）
印刷所　大日本印刷株式会社

Printed in Japan　ISBN978-4-07-403749-0

■本書の内容に関するお問い合わせ、また印刷・製本など製造上の不良がございましたら、主婦の友社（電話03-5280-7537）までご連絡ください。
■主婦の友社が発行する書籍・ムックのご注文は、お近くの書店か主婦の友社コールセンター（電話0120-916-892）まで。
＊お問い合わせ受付時間　月～金（祝日を除く）　9:30～17:30
主婦の友社ホームページ　https://shufunotomo.co.jp/